DIE
ÖDEMKRANKHEIT.

VON

Dr. SIEGMUND POLLAG,

ZÜRICH,

VORMALS ASSISTENT AN DER MEDIZINISCHEN UNIVERSITÄTSKLINIK HALLE A./S.

MIT 1 KURVE IM TEXT.

SPRINGER-VERLAG BERLIN HEIDELBERG GMBH 1920

ISBN 978-3-662-34930-4   ISBN 978-3-662-35264-9 (eBook)
DOI 10.1007/978-3-662-35264-9

Einleitung.

Das Ödem hat von jeher, wie wenige Krankheitszeichen, das intensivste Interesse naturwissenschaftlicher und medizinischer Kreise erregt, und dieses große Interesse verdankt es wohl hauptsächlich dem Umstande, daß trotz aller Arbeit über dieses Gebiet, trotz aller Theorien und trotz aller Errungenschaften und Erfolge die Frage noch immer nicht einheitlich geklärt werden konnte. Durch den eben beendeten Krieg, der militärische wie zivile Bevölkerung gleich schwer traf, und vor allem ihre äußeren Lebensbedingungen grundlegend veränderte, ist das Ödemproblem durch das gehäufte Auftreten von neuerscheinenden, mit hochgradigstem Ödem einhergehenden und in ihrer Erklärung dunkel bleibenden Krankheitsbildern aufs neue in den Vordergrund des allgemeinen Interesses geschoben worden, und die eingehende Beschäftigung zahlreicher Forscher mit diesen Erscheinungen hat tiefgreifende Änderungen in unseren Anschauungen hervorgerufen. Wenn wir auf den folgenden Seiten in zusammenfassender Weise das Erreichte schildern, und vor allem die Pathogenese des sogenannten „Kriegsödems" erklären wollen, kann das nur geschehen unter Eingehen auf die ganze Ödemfrage überhaupt und unter Schilderung der klinischen Erscheinungen sowohl als der physiologisch-pathologischen Vorgänge, die letzten Endes zum Auftreten von Ödemen führen.

Geschichtliches.

Es ist zweifellos ein Verdienst Brights durch seinen Hinweis auf den Zusammenhang von Nierenleiden, Anasarka und Albuminurie die Aufmerksamkeit der Ärzte auf die Schwellung des Unterhautzellgewebes, die allgemein unter dem Namen Wassersucht bekannt ist, gelenkt zu haben. Seitdem hat dieses Problem nicht aufgehört, zahllose Forscher zu beschäftigen, und wenn eine Zeitlang über dem Experiment die Klinik zu kurz kam, so ist es in den letzten Jahren gerade die Klinik gewesen, die unseren Anschauungen eine feste Unterlage auf Grund theoretischer Erkenntnis und ausgiebiger praktischer Betätigung am Krankenbett geschaffen hat. Es ist auch nicht verwunderlich, daß gerade das Symptom des Ödems es war, das die meiste Aufmerksamkeit auf sich zog; denn so gut erst das Auftreten von Ödemen bei oft schon lange bestehenden Leiden dem Kranken seinen Zustand als so ernst erscheinen läßt, daß er ihn zum Arzt führt, so sehr ist auch immer wieder das Ödem dasjenige Symptom, gegen das sich letzten Endes die Behandlung richtet, trotzdem wir heute wissen, daß es, objektiv betrachtet, weder das schwerste, noch das beängstigendste Krankheitszeichen ist, und daß gerade die hydropischsten Krankheitsformen klinisch relativ harmlos verlaufen können. Aber es sind diese Krankheitsformen auch noch immer die dunkelsten auf dem ganzen Gebiete der Nierenpathologie, und noch zahllose, damit zusammenhängende Fragen harren der Lösung. Deshalb haben die epidemisch auftretenden hydropischen Erkrankungen dieses Krieges, die ganz besonders durch ihre enorme Ödembildung dem Laien und Fachmann imponierten (so daß dieses Symptom, von dem wir heute genau wissen, daß es keinen kardinalen Charakter hat, der ganzen Erkrankung den Namen gegeben hat), uns aufs neue vor dieses Rätsel gestellt, an dessen Lösung sich bereits eine sehr große Zahl von Forschern versucht hat, und der Zweck dieser Arbeit soll sein, das in der Literatur verstreut Beigebrachte zusammenzufassen und mit den allgemeinen Fragen der physiologischen Pathologie in Beziehung zu setzen. Es ist gewissermaßen ein Massenexperiment, das uns die Natur vor Augen führt, und wir haben durch dasselbe außerordentlich wichtige Förderungen erfahren, die das bestätigen, was wir letzten Endes in der Frage der Genese der Ödeme in den letzten Jahren auf Grund emsiger Forschung langsam und schrittweise zutage gefördert hatten.

Gehäufte hydropische Krankheitsbilder sind schon früher öfter bekannt geworden. Schon 1750 erwähnt Pringle, der Leibarzt Georgs II, Ödeme im Gefolge von epidemischen, ruhrartigen Erkrankungen, eine Erfahrung, die 1894 Löwenthal bei Beschreibung der Rekurrensepidemie von Moskau gleichfalls machte. Holzhausen berichtet über den napoleonischen Feldzug 1812 in Rußland, wobei sowohl auf dem Hinmarsch, wie ganz besonders auf dem Rückmarsch, zahllose Deutsche an schweren Hydropsien erkrankten, die der Württemberger Arzt Köllreuter genau beschreibt. Ferner kannte man seit langem die schweren hydropischen Krankheitsbilder, von denen verirrte Seefahrer mit Vorliebe befallen wurden, die in der Beriberi und skorbutähnlichen Symptomenkomplexen ihren Ausdruck fanden und nach heutigen Anschauungen als Avitaminosen gelten. Dieser Begriff hat auch bei der Erklärung der Kriegsödeme lange eine Rolle gespielt und man wird ihm von einem gewissen Standpunkt aus, rein toxikologisch betrachtet, wie wir später noch sehen werden, einiges Gemeinsame nicht absprechen können. Auch die deutschen Sanitätsberichte 1870/71 wissen von Ödemkrankheiten zu erzählen, nur weiß man heute nicht genau, ob damals nicht das, was wir heute als Feldnephritis kennen, und was mit der eigentlichen Ödemkrankheit in keiner Weise verquickt werden darf, nicht mit eine Rolle spielte; auch kommt dabei die Möglichkeit dysenterischer Ödeme stark in Betracht, die unter Umständen als enterogene Ursache einer Nephropathie gelten müssen und so indirekt zu einer mit Ödemen komplizierten Krankheit führen können. Von der Belagerung von Paris, aus den von Wheelers beschriebenen Fällen von „epidemic dropsy" in den Konzentrationslagern der Engländer im Burenkrieg, aus den Arbeiten von Erismann, der direkt von „Wassermenschen" in Rußland spricht, haben wir weiterhin Kunde von solchen Ödembildern. Schließlich seien noch drei eingehende wissenschaftliche Publikationen erwähnt, die sich mit solchen sporadischen, unerklärlichen Hydropsien eingehend befassen: Eine von Wagner über die sogenannte „essentielle Wassersucht" (1887), eine von Küßner „über hydropische Anschwellungen unklaren Ursprungs" (1889) und eine von Staehelin „über einen Fall von allgemeinem, idiopathischem Ödem mit tödlichem Ausgang" (1903).

Das, was allen in der Literatur festgelegten Erfahrungen mit Ausnahme der drei Letztgenannten gemeinsam ist, ist die Beschreibung solcher Erscheinungen in Zeiten großer Not, an seelisch und körperlich heruntergekommenen Leuten, die meist unter schlechten hygienischen Verhältnissen und Entbehrungen dicht zusammengedrängt leben mußten. Das charakterisiert auch im großen und ganzen die Beschreibung aus den Jahren 1914—1918, die eine Zeit umfaßt, in der fast die ganze Menschheit in schlechtere Lebensbedingungen versetzt wurde, wie sie in solcher komplexen Einheit noch nie dagewesen war. So ist es auch nicht zu verwundern, daß Strauß, als einer der ersten, der diese Krankheitsbilder im Kriege beschrieb, von „Hungerkrankheit" in Polen redet, und daß die galizische Bevölkerung nach den Erzählungen von Budzynski und Chelkowski von dieser Krankheit „puchnut ot goloda" — „geschwollen vor Hunger" — zu sagen pflegt. Es wurden in der Folge vor allem in Gefangenenlagern und Gefängnissen Epidemien von Ödemkrankheit beobachtet, und von Rumpel, Knack, Weltmann, Beitzke, Hülse und anderen in einen entweder direkt ätiologischen Zusammenhang mit Infektionskrankheiten gebracht, oder letzteren wenigstens ein stark krankheitssteigernder Effekt vindiziert. Sehr unsicher sind die Fälle von Siegert und Sittmann bei deutschen Soldaten, wo unter vielen Feldnephritiden auch anephritische Fälle von Ödem beschrieben werden. In dem sehr strengen Winter 1916/17 traten dann gleichzeitig an den allerverschiedensten Orten Deutschlands und Österreichs in der Zivilbevölkerung mehr oder weniger große Epidemien des rätselhaften Leidens auf, und diese sind es auch gewesen, die zu genauen klinischen Untersuchungen über die Pathologie und vor allem über die Ätiologie der Erkrankung geführt haben. Den folgenden Ausführungen liegt neben dem großen in der Literatur niedergelegten Material zahlreicher Autoren auch ein sehr ausgedehntes Material zugrunde, das wir an der Medizinischen Universitätsklinik Halle, im Hallenser Gefängnis und an einer Reihe von Kriegsgefangenen beobachteten, und zum Teil ganz eingehend zu untersuchen Gelegenheit hatten.

Die Ödemkrankheit.

Allgemeine Verhältnisse.

Der Höhepunkt der Erkrankungen fällt in die Monate Dezember 1916 bis Mai 1917, d. h. in eine Zeit, wo zusammen mit einer ganz ungewöhnlichen Kälte, die sehr oft mit einer mangelnden Gelegenheit zum Heizen verbunden war, die Ernährungsverhältnisse, ganz allgemein gesprochen, so schlecht waren, wie sie weder vorher noch nachher jemals gewesen sind. Beschrieben werden diese Epidemien aus den verschiedensten Gegenden von Deutschland (Rostock, Hamburg, Berlin, Duisburg, Halle, München) und aus allen österreichischen Landesteilen mit Ausnahme von Ungarn. Es scheint also von geographischen Verhältnissen das Auftreten unabhängig zu sein. Ob in den Ländern der Entente solche Epidemien großen Stiles vorgekommen sind, ist mir nicht bekannt geworden; desgleichen hört man aus den neutralen Ländern keine ähnlichen Berichte. Bemerkenswert ist an dieser Stelle, daß da, wo aus Truppenkörpern Ödemkrankheiten beschrieben sind, die Offiziere im großen und ganzen verschont blieben, und daß Ödemkrankheiten aus dem Schoße der ländlichen Bevölkerung nicht bekannt geworden sind. Ihrem ganzen Auftreten und der Art ihrer Ausdehnung nach machten die Erkrankungen den Eindruck von Epidemien; das Auffallendste daran war eine gewisse Plötzlichkeit des Auftretens, so daß, wenn erst einmal Fälle vorgekommen waren, diese gleich anfingen, sich stark zu häufen. Es sei hier schon bemerkt, daß eine bakteriologische Ursache mit Sicherheit auszuschließen ist, und daß der Gedanke, daß durch Läuse die Krankheit übertragen werde, vollständig fallen zu lassen ist; ebensowenig kann dem an einer Stelle angeführten Befund von Streptokokken in der Haut bei einer absolut fieberlosen Erkrankung keine Bedeutung beigemessen werden. Meistens wurde gleich auf bestehende schwere örtliche Ernährungsmißstände hingewiesen, und diese als Krankheitsursache beschuldigt. Auffallend ist auch das vorwiegende Auftreten in Gefangenenlagern, Gefängnissen, unter Fabrikarbeitern und überhaupt mit Vorliebe unter den Schwerstarbeitern. Aufgefallen ist ferner, daß bei der galizischen Bevölkerung die Juden meist verschont blieben. Was jedenfalls zu denken gibt, ist, daß die Psychiater unter ihren Kranken auffallend viel Ödemkranke beobachtet haben; dies, zusammen mit der Tatsache, daß gerade die Gefängnisse ein so großes Kontingent liefern, weist darauf hin, daß geistig minderwertige Elemente viel mehr zu dieser Erkrankung disponiert sind. Auch mir ist aufgefallen, daß die 10 schwersten Fälle, die ich zu beobachten Gelegenheit hatte, durchwegs bei Leuten auftraten, die entweder aus dem Gefängnis eingeliefert wurden oder aus Gefangenenlagern kamen, und sich gleich in der Klinik durch ein ungeordnetes Betragen und sogar Diebstähle unliebsam bemerkbar machten, und daß ein anderer Teil in seinem geistigen Zustande von der Minderwertigkeit bis fast zur völligen Idiotie variierte. Es ließen sich bei diesen Leuten auch meistens die sogenannten Stigmata der Degeneration in allen möglichen Erscheinungsformen mehr oder minder stark ausgeprägt nachweisen, und geistig sehr torpide Leute bilden unter unserem männlichen und weiblichen Material die überwiegende Mehrzahl.

Wenn im allgemeinen in der überwiegenden Mehrzahl der Fälle die von der Krankheit Befallenen körperlich sehr stark heruntergekommen waren, so muß doch mit Entschiedenheit hervorgehoben werden, daß auch gelegentlich Leute von ganz gutem Ernährungszustand und solche, die ausdrücklich angaben, sie hätten noch ziemlich alles zu essen gehabt, unter den Erkrankten vorkamen. Tuberkulose, Ruhr und andere stark schwächende Krankheiten finden wir sehr oft in der Vorgeschichte, und es hält sehr schwer, bei einzelnen Fällen zu entscheiden, welche Erkrankung primär gewesen ist, oder ob die betreffende Infektionskrankheit und die festgestellte Ödemkrankheit zwei Momente sui generis darstellen.

Was die Verteilung auf die verschiedenen Geschlechter und die Lebensalter anlangt, so ist zu sagen, daß ganz vorwiegend

Männer erkranken. Auch unser Material setzt sich fast nur aus Männern zusammen. Mit Vorliebe wird das höhere Alter befallen, d. h. Leute, die an und für sich schwächer, widerstandsloser und bereits in ihrer Vitalität durch eingetretene Alterserscheinungen (Arteriosklerose usw.) geschädigt sind, und unter ganz hochgradig verschlechterten äußeren Verhältnissen gezwungen waren, bedeutend schwerere Arbeit zu leisten als früher. Das mußte sich ganz besonders bei den älteren Leuten geltend machen, vielleicht deshalb, weil sie die ihnen zur Verfügung stehenden minderwertigen Nährstoffe schlechter abbauen und manches völlig unaufgeschlossen lassen, was die Verdauungskräfte des jugendlichen Organismus trotz der Minderwertigkeit auszunutzen suchen. Dagegen verteilen sich die vorgekommenen Fälle bei Frauen mehr gleichmäßig über alle Altersklassen, so daß die Möglichkeit nicht von der Hand zu weisen ist, daß bei den Männern deswegen das höhere Alter so bevorzugt wird, weil ein so auffallend großer Prozentsatz der Leute in mittleren Jahren zum Heeresdienst eingezogen war. Es sind aber nichtsdestoweniger auch Epidemien beschrieben, bei denen Frauen und besonders auch Kinder ein großes Kontingent der Erkrankten gestellt haben.

Allgemeine subjektive Symptomatologie.

Das Prodromalstadium im weitesten Sinne des Wortes reicht oft sehr weit zurück und ist eigentlich schon von dem Punkt an zu rechnen, wo durch die Verschlechterung der Ernährungsverhältnisse im zweiten Kriegsjahre die Patienten an sich eine starke Abmagerung bemerkten. Das Prodromalstadium der eigentlichen akuten Erkrankung ist im großen und ganzen ein kurzes. Die Patienten klagen über schwere Prostration, die sich im Gefühl von Hinfälligkeit, Mattigkeit, Abgeschlagenheit, Ermüdbarkeit und Kraftlosigkeit äußert. Diese ist mit einer oft bleiernen Schwere in den Gliedern und einer auffallenden Schwäche lange vor Ausbruch der Ödeme verbunden, wozu die Apathie und die bis zum wachsbleichen Farbton sich steigernde Blässe des Gesichtes kommt. Diese Apathie kann sich bis zur psychischen Depression steigern, wobei allerdings die bereits oben angeführten Verhältnisse psychologischer Minderwertigkeit eine ausschlaggebende Rolle spielen dürften. Die Patienten haben ein auffallendes Wärmebedürfnis, was sich am deutlichsten darin äußert, daß sie sich im Bett meist zusammenrollen. Kopfschmerzen, Kreuzschmerzen, sowie Schmerzen in den Waden, die im allgemeinen als ziehend bezeichnet werden, und Schmerzen längs der Tibia sind sehr häufig. Der Gang ist schleppend, die Muskulatur druckempfindlich. Mir ist aufgefallen, daß etwa ein halbes Dutzend Gefängnisinsassen alle über Abgeschlagenheit und Schmerzen von den Knien an nach oben klagten und auch dementsprechend an den Oberschenkeln druckempfindlich waren. In besonders schweren Fällen sind Schwindel und Neigung zu Ohnmachtsanfällen ziemlich oft wiederkehrende anamnestische Angaben. Gelegentlich besteht auch taubes Gefühl in einzelnen Gliedern, eine auffallende Steifigkeit und Klagen über Fingerprickeln. Objektiv äußert sich das häufig durch Herabsetzung der Reflexe; Appetitlosigkeit bei den einen, sowie abnormer Hunger und Durst bei anderen sind häufige Klagen. Desgleichen sind Erbrechen und Durchfälle, letztere sogar gelegentlich blutig-schleimig keine seltenen anamnestischen Angaben. Schweißmangel und Frieren, besonders bei Frauen, gehören zu den selteneren Klagen, haben aber da, wo sie angegeben werden, etwas außerordentlich Charakteristisches. Frauen geben neben der Obstipation sehr häufig eine Amenorrhöe an. Ab und zu wird auch ein Verschwinden des Geschlechtstriebes gemeldet. Zu den seltenen Ausnahmen gehören Incontinentia urinae et alvi. Nasenbluten weist auf Kombination mit hämorrhagischer Diathese oder auf echte renale Komponente hin. Erscheinungen von seiten des Herzens fehlen. Eine bestehende Dyspnoë ist fast regelmäßig auf das Bestehen eines gleichzeitigen Hydrothorax zurückzuführen, während die gelegentlich geklagten Schmerzen in der Nierengegend bei hochgradig Polyurischen wohl am einfachsten auf eine Spannung der Nierenkapsel bezogen werden können. Husten und Auswurf sind recht häufige Begleiterscheinungen. Das gleichzeitige Bestehen einer Bronchitis ist bei dieser Erkrankung auch unschwer zu erklären.

Die Temperatur ist meist subnormal und erklärt so das von den Kranken so häufig angegebene Gefühl von dauerndem Frieren. Wenn Fieber besteht, so kann es mit Sicherheit auf irgendeine komplizierende Erkrankung bezogen werden. Aus diesem Grunde möchte ich auch den im allgemeinen als mit Fieber einhergehend beschriebenen Fällen analbuminurischer Nephropathie (Franke und Gottesmann) eine nephritische Komponente als sicher zuerkennen. Neben diesen mehr allgemeinen Beschwerden werden häufiges Wasserlassen, außergewöhnlich große Mengen von Wasser und dann als bedrohlichstes Symptom die aufgetretenen Ödeme gemeldet.

Objektive Krankheitszeichen.

Außer den im vorhergehenden Abschnitt genannten, allgemeinen und mehr subjektiven Krankheitszeichen, bei denen wir nach Möglichkeit schon versucht haben, eine Erklärung zu geben, wird die Ödemkrankheit gekennzeichnet durch eine bereits klassisch gewordene Trias von Symptomen, die interessanterweise, wie die drei Kardinalsymptome so mancher anderer Erkrankungen, das Schicksal haben, daß diese Trias entweder das kardinalste Symptom gar nicht enthält oder ein Symptom in sich schließt, welches zur Charakterisierung der Krankheit gar nicht notwendig ist. Diese Trias besteht in der Polyurie, in der Bradykardie und in der Ödembildung. Die ersten beiden Symptome gehören unbedingt zum Krankheitsbild und sind auch immer und meist sehr hartnäckig vorhanden. Die Ödembildung hat einen absolut flüchtigen Charakter und kann in sehr vielen Fällen überhaupt fehlen, während sie in anderen erst sehr spät aufzutreten braucht, oft nach wenigen Tagen wieder verschwindet und einen exquisit remittierenden Charakter zeigt. Trotz alledem ist sie dasjenige Krankheitszeichen, welches letzten Endes den über die Schwellungen erschrockenen Patienten zum Arzt führt, und wenn wir die Anamnese erheben, erfahren wir bald, daß schon seit längerer Zeit Schwellungen bestanden, die meist morgens wieder verschwunden, aber jeden Tag etwas stärker geworden seien, so daß der Patient die Stiefel nicht mehr anziehen könne. Gelegentlich wird aber auch angegeben, daß die Schwellungen fast plötzlich, im Laufe von 24 Stunden, entstanden seien. Erst genaueres Eingehen auf die Vorgeschichte und auf vorhandene Beschwerden ergibt dann fast immer, daß die allgemeinen früher beschriebenen Krankheitszeichen in graduell mehr oder weniger stark ausgebildetem Maße seit langem bestanden hatten.

Das Ödem zeigt keinen absolut charakteristischen Entstehungsmodus. Immerhin lassen sich bei sonst gleichen Krankheitsbildern im ganzen zwei Typen aufstellen. Bei dem einen zeigen die Ödeme den Typus des kardialen Ödemes, d. h. sie beginnen an den Knöcheln und steigen von da nach oben; bei dem anderen, mindestens ebenso häufig beobachteten mehr renalen Typus beginnen die Ödeme mit einer Schwellung der Augenlider; das Gesicht ist dabei meist sehr stark befallen, die Nasolabialfalten verschwinden und die Augenlider können so stark ödematös werden, daß sie selbst passiv mit Gewalt nicht zu öffnen sind. Es ist sehr interessant, daß in einzelnen Epidemien ausgesprochen nur der kardiale, in anderen dieser renale Typus vorherrschte, um so mehr, als im übrigen die anderen Erscheinungen die gleichen waren, und vor allen Dingen die beiden übrigen Kardinalsymptome nirgends vermißt wurden. Das Befallensein der übrigen Körperpartien wird wechselnd angegeben: es bleibt aber schließlich in schweren Fällen von allgemeinem Anasarka keine Körpergegend verschont. Das Skrotum bleibt auffallend oft frei von

Ödem. Wir haben in unseren Fällen keinen ausgesprochenen Typus gesehen, immerhin überwiegen die Fälle, wo die Ödeme in mehr kardialer Anordnung auftraten. Sehr häufig waren in unseren Fällen hydropische Erscheinungen in den Körperhöhlen, die wiederum von einzelnen nie, von anderen sehr oft festgestellt worden sind. Selten ist, sobald einmal Hydrops auftritt, nur eine Körperhöhle befallen. In der Regel ist Aszites und beiderseitiger Hydrothorax in ungefähr relativ gleicher Stärke gleichzeitig vorhanden. Im Perikard läßt sich klinisch nur selten Hydrops nachweisen, wird aber, sofern der Tod im Höhestadium der Ödembildung eingetreten ist, auch da gefunden. Einmal haben wir Herzbeutelwassersucht in einem sehr schweren Fall auch am Krankenbett festgestellt. Klinisch spricht nichts für eine bebesonders starke wässerige Ansammlung im Zerebrospinalsystem, und die Fälle, wo wir Gelegenheit hatten eine Lumbalpunktion auszuführen, zeigten keinen erhöhten Druck; auch waren die Reaktionen im Liquor alle negativ, Zellvermehrung fehlte, Reststickstoff war eher niedriger und der Kochsalzgehalt entsprach dem der Ödemflüssigkeit.

Es kommt nicht selten vor, daß die Patienten ödemfrei eingeliefert werden und im Bett erst die Ödeme bekommen. So z. B. tritt bei graviden Ödemkranken gelegentlich ein Vulvaödem auf, das als absolut harmlos zu bezeichnen ist, im Gegensatz zu dem sonst als Passagehindernis so sehr gefürchteten und oft einen Kaiserschnitt bedingenden Vulvaödem in der Geburt. Der Charakter der Ödeme ist verschieden, und es scheint dabei ein Unterschied zu bestehen zwischen denjenigen Fällen, wo der Ödemkrankheit eine Infektionskrankheit vorangegangen ist, und denjenigen, die eine reine Ödemkrankheit sui generis darstellen. Bei den ersteren sind die Ödeme mehr gelatinös und schmerzhaft, während sie bei den anderen eine mehr teigige, derb elastische und gut modellierbare, oft sogar wachsbleiche Beschaffenheit zeigen und nicht schmerzhaft sind. Auch die Hydropsien sind im Anschluß an Infektionskrankheiten eher stärker, als in den anderen Fällen.

Es ist uns überhaupt aufgefallen, daß alle Krankheitsprozesse, die mit Ödemen einhergehen, jetzt einen erheblich schlimmeren Charakter zeigen, als wir es früher zu sehen gewohnt waren. Fälle von Arteriosklerosen, von Varizen, von Stauungshydrops bei Zirrhose, Myodegeneratio cordis usw., die an und für sich zu Ödemen berechtigt sind, zeigen jetzt nicht nur durchschnittlich bedeutend stärkere Grade als sonst, sondern vor allen Dingen schon bei früheren Stufen der Erkrankung. Wir haben im Anschluß an Ruhr, Typhus, Rekurrens, Malaria usw. schwerste Hydropsien in großer Menge gesehen, aber auch Krankheiten, bei denen sie sonst sehr selten sind, haben des öfteren Ödeme als Begleitsymptome gehabt, und zwar waren es nicht nur auffallend viele Phthisiker mittleren bis stärkeren Grades, sondern vor allen Dingen Kranke mit Dünndarm- und Dickdarmkatarrhen und häufig Fälle von Darm- und Peritonealtuberkulosen, in der Haupsache bei Kindern. Wir werden auf diese interessanten enterogenen Ödeme später noch einmal zurückkommen.

Die Haut, die während der Ödembildung eine auffallend fahlgelbliche Blässe zeigt, die an den abhängigen Partien zu livider Verfärbung neigt, wird nach dem Verschwinden der Ödeme schlaff, runzlig, auffallend trocken und zeigt einen fahlen bis lehmig-grauen Farbton. Sie schuppt oft stark; gelegentlich steigt diese Veränderung bis zur Ichthyosis. Der Elastizitätsverlust zeigt sich im Stehenbleiben abgehobener Hautfalten. Sehr häufig findet man ausgesprochene Striae nach der Entwässerung. Ob dieselben nicht eher der Ausdruck früheren Fettreichtums als der Auftreibung durch das Ödem sind, läßt sich im einzelnen Falle nicht sicher entscheiden. Das erstere scheint mir deshalb wahrscheinlicher, weil wir heute bei vielen Leuten, die anamnestisch keine Ödemkrankheit, aber ein durch Abmagerung verschwundenes starkes Fettpolster anzugeben wissen, sie auch sehr häufig sehen.

Einige Male habe ich bei unerklärt gebliebenen Ödemen, die man deshalb unter dem Begriff der Ödemkrankheit rubrizieren mußte, eine so harte und derbe Beschaffenheit der Haut gesehen, daß man unwillkürlich an Sklerodermie erinnert wurde; dabei war die Haut druckempfindlich. Diese Hautatrophie hat kürzlich auch Morawitz bei Ödemen im Anschluß an einen in Rußland überstandenen Skorbut beobachtet. Man hat sich sehr viel darüber gestritten, ob eine eigentliche Atrophie der Muskulatur vorhanden ist, oder ob das, was auf den ersten Anblick als Atrophie imponiert, nicht nur als Fettschwund aufzufassen sei. Nach unseren Beobachtungen glaube ich sagen zu können, daß eine ausgesprochene nachweisbare Atrophie nicht vorliegt. Idiomuskuläre Muskelerregbarkeit beim Beklopfen ist ebenfalls nicht nachzuweisen. Man darf sich nicht verhehlen, daß eben bei einer Krankheit, die mit so hochgradigem Fettschwund einhergeht wie die Ödemkrankheit, es sehr schwer ist, Fettschwund und Muskelschwund, die wir ja nur durch die Haut hindurch prüfen können, auseinander zu halten. Ein gewisser Grad von Muskelatrophie ist aber leicht denkbar und auch wahrscheinlich, denn einmal atrophiert bei einer solchen Erkrankung das Muskelgewebe mit den anderen Geweben zusammen und darüber hinaus sogar eher noch mehr, da es ja neben der Leber als hauptsächlichstes Glykogendepot dient, und das Glykogen im Laufe der Erkrankung so gut wie aufgebraucht wird. Ein weiterer Grund für die Muskeln, bis zu einem gewissen Grunde zu atrophieren, ist die Ruhe und Bewegungslosigkeit, zu der der Ödemkranke doch über eine ziemlich lange Zeit verurteilt wird. Daß solche Abbauvorgänge in der Muskulatur vor sich gehen, wird auch durch die chemische Analyse des Bluteiweißes, wie wir später noch sehen werden, wahrscheinlich gemacht. In unkomplizierten Fällen sehen wir auch bald nach der Ausschwemmung eine ziemlich rasch auftretende Erholung und mit ihr verbunden eine bedeutende Gewichtszunahme; bei der Feststellung der letzteren muß man aber sehr genau aufpassen, ob es sich nicht um latente Ödeme oder einen präödematösen Zustand handelt.

Wir dürfen nie vergessen, daß das Auftreten von Ödemen nur den Schlußstein einer Entwicklung darstellt. Bevor subjektiv und objektiv der Zustand dem Patienten durch das Auftreten von Schwellungen im Unterhautzellgewebe bewußt wird, hat ja ein längeres oder kürzeres Stadium von sogenanntem Präödem bestanden, und zwar kann dieses Präödem sich als eigentliches Ödem innerer Organe mit Salz- und Wasserretention oder auch als ein Präödem mit rein trockener Historetention geäußert haben. Ob der Beginn der Retention schon sehr früh anfängt oder ob er erst in dem Augenblick eintritt, wo die Durchlässigkeit der Gefäße zu leiden anfängt, ist bis jetzt unbekannt geblieben. Solche trockenen Salzdepots können, sobald das fixierte Salz anfängt, sich in den Geweben zu lösen, in kürzester Zeit enorme Wassermengen ansaugen und so auf dem Umweg über das Organödem (höchstes Stadium von Präödem) zum eigentlichen schweren Hautödem führen. Das ist aber nur denkbar, wenn die unterstützenden Momente von Salz- und Wasserreichtum mit einer Ödembereitschaft gepaart sind, unter welchem Begriff wir vorläufig ganz allgemein die Grundbedingung bezeichnen wollen, die das Ödem in Erscheinung treten läßt. Das geschieht oft sehr rasch, ja sogar von einem Tage auf den anderen. Es ist, wie wenn durch irgendeine Ursache einem voll gelaufenen Fasse der Boden ausgeschlagen würde. Dieses auslösende Moment kann in einem rein äußerlichen Umstand, wie einer besonders vermehrten, für den schon stark geschwächten Körper inadäquaten Arbeitsleistung oder im Ertragen höherer Kältegrade (beides Momente, die in dem Ödemwinter 1916—1917 vorlagen) beispielsweise gefunden werden.

Die Polyurie ist ein konstantes Symptom der Ödemkrankheit, und zwar besteht sie schon lange bevor die eigentlichen Ödeme auf-

treten. Es handelt sich dabei um einen Zustand, bei dem die Wasserausscheidung ganz vorwiegend nachts in Form einer oft recht lästigen
Nykturie vor sich geht. Besonders wichtig ist festzustellen, daß sehr
häufig Krankheitsbilder beobachtet worden sind, bei denen die der
Ödemkrankheit eigene hochgradige Abmagerung, Fettlosigkeit und fast
kachexieartige Inanition bestand und bei der trotz der hochgradigen
Abmagerung eine Polyurie und eine Bradykardie besteht, so daß man
mit Recht von einer „Ödemkrankheit ohne Ödeme“ redete und damit
deutlich zum Ausdruck brachte, wie wenig wesentlich eigentlich das
Manifestwerden der Ödeme für die Krankheit ist. Daneben sind auch
einige Male (Hofmann, Zondek) Krankheitsbilder unter dem Namen
„eigenartige Form der Polyurie oder periodische Poly- und Pollakis-
urie“ beschrieben worden, die darin bestehen, daß bei mageren Leuten
ein Krankheitsbild entsteht, das sich vorwiegend durch Urindrang,
durch sehr große Urinmengen, riesige Kochsalzausschwemmung bei im
ganzen normalen Eiweißstoffwechsel, erhöhten Phosphorstoffwechsel
und Hydrämie auszeichnet, und für das die Ursache in wasserreicher
Ernährung bei Fettmangel und Eiweißzerfall gesucht wird. Zu
Ödemen kommt es dabei nicht. Fettzufuhr bessert den Zustand.
Man kann sich des Eindruckes nicht erwehren, daß es sich dabei
um nichts anderes handelt als um Formes frustes der Ödemkrankheit,
wie sie sich jetzt immer noch zeigt, ohne mit allen ihren Symptomen
zum Ausbruch zu kommen, weil die ganz schlechten Ernährungsverhältnisse und die große Kälte fehlen, um diese höchsten Grade erreichen zu lassen. In dieses ganze Problem hinein gehört auch die
Tatsache, daß Fälle von Enuresis nocturna sich in den Kriegsjahren
in allen Lebensaltern, und häufig auch bei Soldaten in erschreckender
Weise gehäuft haben. Es läßt sich leicht denken, daß, wo irgendwelche Möglichkeit zu einer Neigung zu Enuresis besteht, diese in
einer stets gefüllten Blase bedeutend mehr Anlaß hat, zum Ausbruch
zu kommen, und es ist in diesem Zusammenhang nicht uninteressant,
daß bei einer überwiegenden Mehrzahl der Enuretiker sich entweder
irgendwelche neuropathischen Symptome oder ganz besonders oft die
Tatsache findet, daß in der Kindheit Enuresis schon einmal bestanden
hatte, dann vergangen war und jetzt wieder zum Ausbruch gekommen
ist. Auf die dieser Erscheinung zugrunde liegenden inneren Gründe
einzugehen, ist hier, da dies ja außerhalb unserer Frage liegt, nicht
der Ort, immerhin mußte auf diesen Zusammenhang hingewiesen
werden. Die Polyurie erreicht ihren Gipfelpunkt auf der höchsten
Entwicklungsstufe der Ödeme, überdauert aber oft die Ausschwemmung

um Monate. Mengen von 6 Litern am Tage stellen nichts Außergewöhnliches dar; wir haben selbst Urinmengen bis zu 8000 ccm beobachtet. Durch die Entwässerung, die oft sehr schnell vor sich geht, tritt dann eine Abnahme bis zu 50 v. H. des Körpergewichtes auf. Wir haben als höchsten Wert 23 kg beobachtet, und es ist nichts Seltenes, daß noch tägliche Urinmengen bis zu 6 Litern von Patienten, die durch die Ödemausschwemmung auf ihren eigentlichen hochgradig abgezehrten Körperzustand reduziert sind, noch monatelang entleert werden. Daß das natürlich nur durch eine in dem riesigen Durst dieser Leute bedingte Wasseraufnahme geschehen kann, steht außer Zweifel. Die Entwässerung erfolgt so rasch, wie wir sie in den besten Fällen bei Herz- oder Nierenkranken nie sehen, und man kann bei einer verzögerten Ausschwemmung ohne weiteres an eine nephrosklerotische Komponente oder eine Komplikation durch Myodegeneratio cordis denken, die sich erst nachher sichtbar herausstellt. Es sind auch gerade am meisten diese hartnäckigen Fälle, die dazu neigen, in Exitus auszugehen, der oft sehr plötzlich bei völliger Ruhe und Bettlage erfolgen kann. Auch der ganze, durch das Ödem verdeckte, schlechte Ernährungszustand und ein etwa vorhandener Muskelabbau treten erst nach der Entwässerung zutage. Der großen Wasserausschwemmung geht eine Salzausschwemmung parallel, bei der, selbst wenn salzfreie Kost gegeben wird, Werte von 35 bis zu 50 g nichts Außergewöhnliches sind, und bei der wir selbst 60 g pro Tag im Urin erscheinen sahen. Auch diese Salzausschwemmung kann das Ödemstadium lange Zeit überdauern. Man gerät sehr leicht in Versuchung, durch diese riesigen Salzmengen verführt, den Patienten (die, wie alle Stoffwechselkranken, die auf eine längere Zeit eine ihnen unangenehme Standarddiät einhalten müssen, dazu neigen, betrügerischerweise heimlich Verbotenes zu essen) ungerechterweise eigenmächtige heimliche Salzeinnahme vorzuwerfen. Bevor uns dieser Zustand bekannt war, haben wir des öfteren über diese Tatsache mit den Kranken unangenehme Auseinandersetzungen gehabt. Auch im Kochsalzspiegel des Blutes gibt sich der ganze Abheilungsvorgang deutlich zu erkennen. Es sind Höchstwerte von 1,31 v. H. Kochsalz auf dem Höhestadium der Ausschwemmung nach der Entwässerung bei dem gleichen Patienten auf 0,51 v. H. herabgegangen. Nach Berichten von anderer Seite (Maliwa) stehen sich Werte von 2,23 v. H. auf dem Höhestadium des Ödems und 0,198 v. H. nach der Ausschwemmung gegenüber. Dieser Wechsel von Hyperchlorämie zu Hypochlorämie (wobei letztere sehr oft erst nach der Abschwellung der Ödeme überhaupt beginnt einzusetzen) ist so charakteristisch, daß er mit Recht als ein unbedingtes Kardinalsymptom der Ödemkrankheit mit aufgezählt werden kann.

Wie lange ein selbst entwässerter Patient noch als nicht gesund zu betrachten ist, geht daraus hervor, daß die Polyurie sehr lange dauert, und daß es zu jeder Zeit mit Leichtigkeit zu einem Rezidiv kommt, so daß sich eine periodische Krankheit herausbilden kann, bei der man ein Stadium, in dem nur Polyurie und Bradykardie anzeigen, daß latent die Erkrankung weiter besteht, als Remission bezeichnen kann, die jederzeit durch Wiederauftreten eines Ödemschubes den Charakter der Erkrankung als einer intermittierenden zum Ausdruck bringt. Es erweist sich also die scheinbar sehr rasch heilende Krankheit als ein recht hartnäckiger Symptomenkomplex. Bei dem außerordentlich großen körperlichen Insult ist es ja auch begreiflich, daß, besonders unter zur Ausheilung doch immerhin recht wenig günstigen Ernährungsverhältnissen, die Restitution nur sehr langsam vorwärts gehen kann. Man darf also solche Patienten nie zu früh entlassen und muß gewärtigen, daß irgend ein äußerer Umstand im Wärmehaushalt oder in der Ernährung das Rezidiv zum Ausbruch kommen läßt. Wir selbst haben in Anlehnung an das alte Widalsche Experiment es mehrmals fertig gebracht, nach Entwässerung durch Kochsalzzulage wieder eine voll ausgebildete Ödematose zu erreichen, die sich allerdings von dem Widalschen Experiment dadurch unterschied, daß das Weglassen des Salzes nicht prompt ein Zurückgehen anbahnte, sondern daß es erst eine längere Zeit dauerte, bis die Entwässerung wieder in den Weg geleitet und dann rasch durchgeführt wurde. Nicht uninteressant ist in diesem Zusammenhang, daß die Gesichtsödeme in der Regel zuletzt verschwinden.

Die Bradykardie, das interessante dritte Kardinalsymptom der Ödemkrankheit, ist ebenfalls als konstante Erscheinung zu bezeichnen. Nicht selten geht ihr, besonders bei Kindern, eine Tachykardie voraus; ist aber der Pulswert erst einmal zurückgegangen, dann pflegt er, genau wie die Polyurie, mit Hartnäckigkeit lange Zeit zu bestehen und so in jedem Stadium noch die bestehende latente Ödemkrankheit ohne Ödeme anzuzeigen, die sich durch trockene Kochsalzretention mit Polyurie und Hyperchlorurie bei bradykardem Puls auszeichnet. Die Bradykardie ist sogar gelegentlich erst nach Verschwinden der Ödeme richtig zum Ausdruck gekommen. Werte von 45 bis 60 sind die Regel, 35—45 Schläge in der Minute stellen nichts Außergewöhnliches dar. Es ist aber ein Heruntergehen bis auf 26 Schläge in der Minute auf lange Zeit hin beobachtet worden.

Wenn wir uns diese Bradykardie erklären wollen, so müssen wir uns daran erinnern, daß bei Inanitionszuständen und beim Hungern, also unter Verhältnissen, die der Ödemkrankheit sehr nahe stehen müssen, Bradykardie schon physiologischerweise vorkommt. Das Naheliegendste wäre, dabei an eine Eindickung des Blutes zu denken, wie wir sie ähnlich vielleicht auch bei den heute verwendeten Kampfgasen suchen dürfen, die interessanterweise, wenn sie zu Vergiftungen führen, auch enorm pulsverlangsamend wirken. Es handelt sich aber im letzteren Fall wohl um echten toxischen Vagustonus, während der positive Atropinversuch, den Winterberg auch bei Ödemkrankheit gefunden hat, höchstens so zu bewerten ist wie bei Ikterischen, nämlich als Ausdruck dafür, daß die Beeinflussung der Hemmungsnerven eine normale geblieben ist, und daß die Reizzentren auf hemmende Einflüsse reagieren. Dafür spricht auch die Tatsache, daß beim Stehen die Pulsfrequenz meist um etwa 10 Schläge zunimmt. Es muß aber die Bradykardie eine sinusoidale sein, denn sie ist völlig rhythmisch, während nach Wenckebach eine vagale Bradykardie (bei Gehirnerschütterung oder Gehirnhautentzündung) arhythmisch zu sein pflegt. Auch respiratorisch ist der Rhythmus nicht zu beeinflussen. Für eine echte sinusoidale Ursache spricht auch die Tatsache, daß der Vagus-Druckversuch fraglich oder negativ ausfällt, und daß die Bradykardie sehr lange anhält, was dadurch erklärlich wird, daß die Ursachen, die den Grundzustand bedingen, auch nach Abklingen der Ödeme oder selbst beim Fehlen von solchen noch lange weiter wirken. Gegen eine vagotonische Ursache spricht auch der Umstand, daß das Aschnersche Phänomen (noch größere Verlangsamung bei Druck auf die Bulbi) und das Erbensche Zeichen (Verlangsamung bei Vornüberneigen des Körpers), zwei exquisit vagotonische Symptome, negativ sind, was gegen eine Beeinflussung vom Vagus aus spricht. Die tiefere Ursache dieser sinusoidalen Bradykardie liegt also im Herzen selbst und kann sowohl durch Ödemdurchtränkung der Herzgewebe, durch toxische Substanzen oder sogar durch direkte Ernährungsstörungen der eigentlichen Reizbildungszentren bedingt sein. Das Herz läßt sich durch die gebräuchlichen Kardiaka genau so wenig beeinflussen, wie die Diurese durch die Diuretika; für Adrenalin bleibt es erregbar.

Der Puls selbst ist meist klein, weich, wenig kräftig, oft sogar filiform und leicht unterdrückbar. Dem entspricht ein Blutdruck, der sich in normalen Grenzen hält, sehr häufig aber auch erniedrigt ist und durch erhöhte Werte höchstens anzeigt, daß es sich um eine Kombination mit irgendeinem blutdrucksteigernden Leiden handelt, zu dem die Ödemkrankheit hinzugekommen ist. Das Rumpel-Leedesche Phänomen (Entstehung von subkutanen Blutungen in der Ellenbeuge bei Anlegen einer Stauungsbinde am Oberarm) ist negativ; der Venendruck beträgt 35—85 mm vertikale Wassersäule und ist nur in unreinen Fällen bis zu 120 mm erhöht. Am Zirkulationssystem kommen weiterhin eine Reihe von leichten Veränderungen in mehr oder weniger starker Ausbildung, bald vorübergehend, bald auch dauernd vor. Dazu gehören leichte linksseitige Herzhypertrophien, leichte Arhythmien, Spaltung des ersten Mitraltones, Dumpfheit der Herztöne, Akzentuation derselben, vor allem der zweiten Herztöne, systolische, oft rasch vorübergehende, akzidentelle Geräusche und mässige Herzverbreiterungen. Letztere schwinden oft sehr rasch, was sich durch Abnahme eines klinisch nicht erkennbar gewesenen Hydroperikards oder des am Herzen selbst vorhandenen Ödemzustandes ebensogut erklären läßt, wie durch eine Ausdehnung retrahierter Lungenränder. Daß keine eigentliche Herzmuskelerkrankung besteht, läßt sich im Röntgenbild dadurch nachweisen, daß die Herzsilhouette nicht, wie Zehbe es angibt, verflossen ist; desgleichen zeigt der Conus arteriosus nicht die für Beriberi seinerzeit als charakteristisch angegebene Verbreiterung. Nicht selten kann man im Leben schon röntgenologisch ein ganz auffallend kleines Herz feststellen, das dem vielfach erhobenen Sektionsbefund entspricht und bei dem der Gedanke nicht von der Hand zu weisen ist, daß es sich bei der schweren Wassersucht vielleicht um einen kardiogenen Zustand handelt. Orthodiagraphisch und elektrokardiographisch kommen wir in der Erkennung dieser Zustände auch nicht weiter als bis zur Feststellung eines gewissen Schlaffheitszustandes des Herzmuskels und einer Verlängerung der Überleitungszeit. Die Fälle von ausgesprochen enger Aorta, die auch wir gesehen haben, leiten zu den von Hess beschriebenen, angeborenen Gefäßverengerungen über. Stauungsorgane fehlen vollständig. Daß aber die Zirkulation in den ganzen Vorgängen in irgendeiner Weise maßgebend beteiligt sein muß, geht daraus hervor, daß Bettruhe ohne jede andere Therapie allein sehr oft genügt, das Ödem vollständig zum Verschwinden zu bringen. Wie eingreifend die Pulsveränderung sein muß, geht daraus hervor, daß selbst interkurrente, hochfieberhafte Erkrankungen nicht imstande sind, am Puls eine ihnen entsprechende Reaktion in Form der für solche Krankheiten normalerweise auftretenden Erhöhung der Frequenz zu erreichen, eine Tatsache, die in einer gewissen Beziehung parallel zu setzen ist mit der Erfahrung, daß bei schweren Arteriosklerosen ein verlangsamter Puls selbst bei Infektionskrankheiten nicht herauf zu gehen pflegt, so daß man differentialdiagnostisch z. B. vor das Dilemma gesetzt wird, wegen des vollständig niedrig bleibenden Pulses lange nicht entscheiden zu können, ob eine hohe Kontinua nun einem Typhus entspricht oder ob es sich um eine Pneumonie handelt, bei der aus den eben angeführten Gründen eine erhöhte Pulsfrequenz nicht erreicht wird.

Wenn wir das zusammenfassen, was sich aus den Haupterscheinungen des Krankheitsbildes bis jetzt ergeben hat, so handelt es sich bei der Ödemkrankheit um einen Symptomenkomplex, der konstant mit Bradykardie und Polyurie verläuft und der unter gewissen Umständen aus dem Zustand der Forme fruste in den eines manifest gewordenen schwersten Ödembildes übergeht. Wir haben bereits schon oben gesehen, daß die Polyurie gewissermaßen als eine Vorstufe des Ödems aufzufassen ist, bei der der Körper imstande ist, das zu viel aufgenommene Wasser und das darin gelöste Salz zu eliminieren. Es besteht demnach ein dauernder Zustand hochgradigster funktioneller Beanspruchung, der so lange anhält, als die Arbeit das dem geschwächten Körper zuträgliche Maß nicht überschreitet, d. h. so lange die wasserhaltenden Kräfte der Kapillaren eben noch im Gleichgewicht sind. Irgendein geringfügiger Anlaß bzw. ein Versagen oder kurzes Überbelasten der aufs Maximum bereits angespannten kompensatorischen Kräfte genügt, um in kürzester Zeit die Ödeme manifest werden zu lassen, den äußerlich sichtbaren Eindruck bringt aber erst das sinnfällige Symptom ausgebildeter Ödeme mit sich. Es muß demnach der Körper im Stadium hochgradiger „Ödembereitschaft" stehen, die jeder Zeit aus dem latenten in den manifesten Zustand übergehen kann. Diese Ödembereitschaft ist das eigentliche Kardinalsymptom der ganzen Erkrankung, während die übrigen Symptome nur Stufenwert besitzen, so daß ein Mensch, bei dem die Ödembereitschaft nicht besteht, höchstens irgendeine Forme fruste der Erkrankung bekommen kann. Dieser Zustand von Ödembereitschaft ist es auch, der uns erklärt, daß unter gleichen Bedingungen eine Anzahl von Leuten erkrankt, während eine weitaus größere Zahl frei bleibt. Ob dabei letzten Endes angeborene Anomalien des Gefäßsystems, die als eine Art Diathese ziemlich weit verbreitet sind, eine Rolle spielen und unter dem Zusammenwirken gewisser Ursachen klinisch in Erscheinung treten, ist eine hypothetische Möglichkeit, die wir an dieser Stelle nur andeuten wollen. Wir können uns vorstellen, daß sowohl Nierenkrankheiten als auch Herzkrankheiten und die ganze Reihe von Prozessen, die Ödeme nach sich zu ziehen pflegen, auslösend auf diesen Zustand wirken können. Daß derselbe mit dem Gefäßsystem eng ver-

knüpft ist, läßt sich ohne weiteres annehmen, inwieweit er damit zusammenhängt, wird sich in einem späteren Abschnitt, der sich hauptsächlich mit dem Zustandekommen der Ödeme befaßt, näher besprechen
lassen. Für die Annahme einer ödematösen Diathese oder Veranlagung
des Körpers, wie sie ein Analogon z. B. in der exsudativen Diathese
hat, spricht der Umstand, daß in dem einen Fall die Krankheit unter
gleichen äußeren Verhältnissen mit Ödemen, in anderen ohne Ödeme
verläuft, und daß gerade in ganz deletären Fällen das Ödem fehlt
und den Verdacht eines reinen Verhungerns aufkommen läßt. Ob
dieser gewisse diathetische Zustand mit der bereits konstatierten
neuropathischen Veranlagung vieler solcher Individuen zusammenhängt
und ob dabei endokrine Ursachen eine entscheidende Rolle spielen,
ist eine Frage, die vorläufig noch nicht entschieden werden kann. Es
ist dadurch auch leicht zu erklären, daß bei mehr oder weniger hochgradiger Ausbildung des diathetischen Zustandes selbst nicht heruntergekommene Individuen ihre voll ausgeprägte Ödemkrankheit bekommen,
während es einem hochgradig bis zur Erschöpfung abgemagerten Körper
bei fehlender Diathese nicht gelingt, über das Stadium der Polyurie
hinaus zum Ödem zu kommen. Wir betreten damit das Gebiet der
konstitutionellen Veranlagung, das in neuerer Zeit wieder anfängt,
die ihm zukommende Rolle in der physiologischen Pathologie zu spielen,
und zwar hat Heß als erster bei der Erklärung von Ödemen (und zwar
Brightscher Ödeme), angeborene Anomalien des Gefäßsystemes zur
Erklärung der Pathogenese dieser Zustände heranzuziehen begonnen.

Sonstige körperliche Befunde.

Soweit sie nicht in dem obigen Abschnitt schon besprochen
sind, lassen sich noch eine Reihe mehr oder weniger charakteristischer
Befunde an den Organen und Körperflüssigkeiten erheben. Die meiste
Aufmerksamkeit hat dabei der Verdauungstraktus auf sich gezogen.
Während Mund und Speiseröhre zu keinen besonderen Erhebungen
Anlaß gaben, hat sich am Magen sehr oft eine heftige Hyperazidität
gefunden, die allgemein als eine vikariierende Kochsalzausschwemmung
aufgefaßt worden ist. Es deckt sich diese Auffassung mit der schon
längst bekannten Tatsache, daß auch bei Nierenkranken eine solche
sehr häufig vorkommt, und daß das Erbrechen von vielen Seiten
ebenfalls als eine zweckmäßige Einrichtung der Natur aufgefaßt wird,
durch die sich der Körper von überschüssigem Chlor befreien will.
Immerhin wird auch ebensooft Subazidität festgestellt, besonders wenn
man nach abgelaufener Ausschwemmung untersucht. Ob man diesen Befunden wirklich diese Deutung geben kann, oder ob es sich dabei

nicht um Zufälligkeiten handelt, wie so oft bei chemischen Magen-
untersuchungen, möchte ich nicht entscheiden. Es ist genau, wie in
der jetzt so oft aufgeworfenen Streitfrage, ob der Krieg die Super-
oder die Subaziditäten vermehrt habe, daß wohl rein örtliche und
andere Momente, auf die hier einzugehen nicht der Ort ist, die Rolle
spielen, die den einen Autor veranlassen, für die Superazidität, den
anderen für die Subazidität zu sprechen.

Durchfälle werden sehr häufig in der Vorgeschichte von Ödemkranken beobachtet, und zwar gewöhnliche durchfällige Stühle, sowie
Schleim- und Blutentleerungen. Immerhin werden echt dysenterische
Stühle nicht überwiegend oft genannt. Tenesmen fehlen meistens.
Wesentlich ist dabei auch die Angabe, daß die Ödeme vor den Durchfällen bestanden haben. Es sind in größeren Epidemien von Ödemkrankheit besonders durch Rumpel und Knack Geschwüre und
andere entzündliche Symptome im Darm beschrieben worden, die sogar
röntgenologisch durch ausgeprägte Konturen und spritzerartige Schatten
darstellbar waren und die im Rektoskop als echte Darmgeschwüre
imponierten. Durch diese Feststellungen ist eine Zeitlang eine große
Verwirrung in das ganze Problem gebracht worden, indem Ursache
und Wirkung sehr häufig verwechselt wurden. Ich schicke voraus,
daß wir nur ganz ausnahmsweise Klagen über Durchfälle hatten, und
daß eher gelegentlich, wie das auch von anderer Seite beschrieben
wird, Verstopfung vorlag. Wenn die Durchfälle da waren, so äußerten
sie sich nur in der Anzahl und in der Konsistenz der Stühle. Es ist
eine weit bekannte Tatsache, daß im Anschluß an Typhus, bei Malaria-
kachexie und besonders bei Rekurrens und Ruhr, schwere Ödembildungen vorkommen können, so daß sie dann, um so mehr, als auch
diese Vorkommnisse neuerdings wieder epidemieartig beobachtet worden
sind, sehr leicht zu der Annahme führen, daß es sich um eine Ödemkrankheit handelt. Natürlich müssen solche Fälle ausgeschieden
werden, und es ist das auch meistens nicht allzu schwer möglich.
Trotzdem wird in einer Reihe von Fällen die Sektion schließlich doch
eine solche Infektionskrankheit als Grundursache aufdecken. Man
darf aber dabei nicht vergessen, daß ebensogut ein hochgradig ge-
schwächter echter Ödemkranker eine dieser jetzt wieder so weit ver-
breiteten Krankheiten sekundär bekommen kann. Da die bakterio-
logischen und serologischen Untersuchungsmethoden sehr oft im Stiche
lassen, ist man meistens auf die rein klinischen Beobachtungen an-
gewiesen, wobei sehr viele Momente zur Diagnose mithelfen können.
Bei der Ödemkrankheit sind Leber und Milz nicht vergrößert. Ein
Milztumor wird also die Diagnose gegen Ödemkrankheit sichern. Die

Vorgeschichte läßt meist erkennen, ob erst die Ödeme oder erst die Durchfälle auftraten. Blutig-schleimige Stühle sprechen gegen Ödemkrankheit. Die Stühle selbst sind meist nicht gut ausgenutzt. Oft ist Jodreaktion sehr stark, gelegentlich findet man sogar Neutralfett. Diese Erwägungen, die die Ausnutzung der Nahrung betreffen, schaffen auch ein Bindeglied zwischen den beiden ödemerzeugenden Grundursachen, denn, wenn man auch genau entscheiden soll, ob eine Infektionskrankheit vorliegt oder nicht, so ist wohl das ödemauslösende Moment in beiden Fällen zum mindesten ein ähnliches. In beiden Fällen wird durch eine, die Darmtätigkeit hemmende, kachexierende Krankheit die Nahrung schlecht ausgenutzt und erzeugt eine vielleicht toxische, zu Ödem führende Schädigung, die sich vor allen Dingen in einer ganz erheblichen Störung der Fettresorption und des Lipoidstoffwechsels äußert. Dem gelegentlich erhobenen, für Pankreasschädigung sprechenden Befund einer positiven Mydriasis möchten wir vorläufig keine tiefere Bedeutung beimessen.

Am Respirationsapparat sind nur Bronchitiden als gelegentliche Begleiterscheinungen der Ödemkrankheit zu nennen. Pneumonien sind immer als komplizierende Neuerkrankungen aufzufassen; allerdings besteht eine ausgesprochene Neigung des geschwächten Körpers zu solchen Lungenentzündungen. Es ist überhaupt die Neigung des ödematösen Körpers, von Infekten befallen zu werden, sehr groß; es kommen Erysipele vor, wir haben Abszesse, Schleimbeutelvereiterungen usw. gesehen, und es hat sich dabei die alte Erfahrung bestätigt, daß solche Infektionen sich sehr rasch weithin ausdehnen, daß sie eine schlechte Heilungstendenz haben, und daß sie sehr oft den Anstoß zum tödlichen Ausgang geben. Einmal haben wir beobachtet, daß bei einem kurz vorher gegen Pocken geimpften Ödematösen die Impfstelle in einer ganz ungewöhnlich starken Weise reagierte, so daß es fast zu einer Operation gekommen wäre. Da die Oedeme nach der Impfung entstanden, wurde von dem Patienten der Impfung die Schuld an seiner Ödemkrankheit gegeben.

Die Harn- und Geschlechtsorgane zeigen einen regelrechten Befund; nur Amenorrhoen werden in seltenen Fällen in der Vorgeschichte genannt, sind aber wohl ursächlich anders zu deuten.

Von den Sinnesorganen kommt nur das Auge in Betracht und sind Hemeralopie, Xerosis conjunctivae sowie Ulcera auf der Bindehaut und der Hornhaut in schwereren Fällen nicht selten. Der Augenhintergrund ist normal. Ohrensausen gehört zu den ungewöhnlichen Befunden. Das Nervensystem zeigt keine Besonderheiten. Die gelegentlich vorkommende Herabsetzung der Reflexe kann man nicht der Ödemkrankheit zur Last legen. Die ganz vereinzelt bestehenden Befunde von Polyneuritis müssen wir angesichts der Einstimmigkeit aller Autoren über das Freibleiben des Nervensystems als koordinierten Nebenbefund ansehen. Es handelt sich dabei um Paresen der Beine und des Nackens, sowie Ophthalmikuslähmungen, die ganz vereinzelt beschrieben sind.

Das Knochensystem beteiligt sich wohl an der allgemeinen Atrophie, zeigt aber sonst keine Besonderheiten. Vor allen Dingen lassen sich periostale Veränderungen, die man zur Erklärung der so oft vorhandenen Tibiaschmerzen verwenden könnte, röntgenologisch stets ausschließen.

Nachweisbare Veränderungen der endokrinen Drüsen kann man nicht beobachten. Auch die Schilddrüse, die heute wieder im Vordergrunde des Interesses in der Ödemfrage steht, kann man weder im Leben noch bei Sektionen so überwiegend oft als atrophisch feststellen, daß diesen Befunden eine sichere ätiologische Bedeutung beigemessen werden dürfte.

Die Kombination mit hämorrhagischer Diathese in Form von Skorbut, Peliosis oder Werlhofscher Krankheit kommt zwar vor, ist aber so selten, daß man höchstens zu der Annahme berechtigt ist, daß die hämorrhagische Diathese auch eine Ödemdiathese möglicherweise in sich schließt, daß aber das Umgekehrte keineswegs der Fall ist. Die Ödeme haben von Anfang an den Verdacht nahe gelegt, daß wir es bei der Ödemkrankheit mit einer ähnlichen Avitaminose wie bei der Beriberi zu tun haben. Dieser Irrtum ist aber bald wieder aufgegeben worden. Immerhin werden wir später sehen, daß derselbe sehr berechtigt war, denn das äußere Aussehen der Patienten ist genau dasselbe, und vor allen Dingen hat sich bei beiden Zuständen im Stoffwechsel eine enorm wichtige, gleichsinnige Schädigung auffinden lassen. Bei dieser Gelegenheit sei aber der Tatsache Erwähnung getan, daß der Skorbut zur Zeit nicht unbedingt zu den Seltenheiten gehört, denn während wir hierzulande an der Ödemkrankheit gelitten haben, mehren sich jetzt die Berichte zurückkehrender Kriegsgefangener, die über eine ziemlich ausgedehnte Verbreitung des Skorbuts in Rußland berichten.

Blutbild.

Sehr eingehend studiert ist das Blutbild der Ödemkrankheit. Es hat sich dabei herausgestellt, daß absolut gesetzmäßige Abweichungen nicht vorkommen, und es werden von den verschiedensten Autoren oft geradezu entgegengesetzte Befunde geschildert. Immerhin läßt sich ein Grundtypus von Veränderungen nachweisen, die sich in Hydrämie, Anämie, Leukopenie und Lymphozytose zusammenfassen lassen. Bei voll ausgeprägten Krankheitsbildern ist der Hämoglobingehalt stets im Verhältnis zu der Erythrozytenzahl ein recht hoher, so daß der Färbeindex 1 und darüber beträgt. Hämoglobinwerte von 95 v. H. bis 100 v. H. sind selbst bei Herabsetzung der Blutkörperchenzahl um die Hälfte keine Seltenheit. Werte von 120 v. H. habe ich mehrfach beobachtet. Die Erythrozyten können bis auf beinahe 1000000 reduziert sein, wobei die Zahlen ohne eine gegen die Anämie gerichtete Therapie im Verlaufe der Erkrankung stark schwanken können. Das findet seine einfache Erklärung in den stark wechselnden Verhältnissen der Hydrämie. Dabei fehlt die Hämolyse und es fehlen perniziöse Formen. Die Leukozytenwerte sind durchwegs niedrig und zeigen ein oft zwischen zwei ganz nahe beieinanderliegenden Untersuchungsterminen stark wechselndes Verhalten in den Verhältniszahlen der weißen Blutkörperchen. Stets vorhanden ist eine Lymphozytose und zwar kann dieselbe ganz hochgradige Werte annehmen. Dabei sind gelegentlich viel Lymphozyten vorhanden, die die 6—7fache Größe von Erythrozyten haben können und in denen eine ausgesprochene Azurophilie und das Vorkommen Altmann-Schriddescher Granula auffällt. Gelegentlich ist eine Mononukleose bis zu 25 v. H. vorhanden, die kompensatorisch eine Neutropenie bis auf 15 v. H. herunter verursachen kann. Gerade in solchen Fällen ist eine Verschiebung des Blutbildes nach links mit Auftreten von Metamyelozyten und Megalozyten zu beobachten. Die eosinophilen Zellen werden wechselnd angegeben. Ich habe Werte bis zu 18 v. H. gezählt und im allgemeinen stets eher eine leichte Vermehrung, als eine Verminderung gefunden. Diesen Befund könnte man, da wir von einer vagotonischen Komponente bei der Ödemkrankheit, wie bereits weiter oben bemerkt, absehen, auf den bei zahlreichen Sektionen erhobenen Befund beziehen, daß in einer überwiegenden Mehrzahl von Ödemleichen Eingeweidewürmer in irgendeiner Form bei der Sektion gefunden worden sind. Basophile habe ich fast nie vermisst und sehr oft vermehrt gefunden, bis zu einem Höchstwert von 5 v. H. Desgleichen fällt auf, daß die Blutplättchen vermehrt sind. Mit diesem letzteren Befunde geht parallel die Tatsache, daß die Gerinnungszeit des Ödemblutes verkürzt ist, was um so mehr auffallen muß, als in vielen Fällen der Stich bei der Entnahme wie bei perniziös Anämischen lange nachblutet, und das Blut sehr dünn ausfließt.

Sowie eine Infektion das Krankheitsbild kompliziert, ändern sich diese Verhältnisse. In solchen Fällen besteht eine Hyperleukozytose, bei der die Lymphozyten nur noch unwesentlich überwiegen und es kommt dabei zu Blutbildern, die auf eine rege Tätigkeit des Knochenmarkes schließen lassen. Wir finden Normoblasten, Mikrozyten, basophil punktierte Zellen, trotzdem die Werte der Erythrozyten nur in einer geringen Zahl von Fällen wirklich stark herabgesetzt sind. Auch andere Anzeichen einer perniziösen Anämie, an die das Blutbild, trotzdem sie ganz sicher auszuschließen ist, denken lassen könnte, liegen vor. Wir finden Anisozytose, Polychromasie, der Färbeindex ist erhöht. Bilirubin läßt sich vermehrt im Serum nachweisen, so daß nur eine echte Blutarmut mit Blutleere und nicht eine Hydrämie im engeren Sinne des Wortes vorliegen kann. In solchen Fällen lassen sich dann meist Komplikationen durch Rekurrens, Malaria, Erysipel usw. nachweisen.

Physikalisch zeigt das Blut folgende Verhältnisse: das spezifische Gewicht des Gesamtblutes ist bis 1038, das des Serums bis 1014,5 erniedrigt. Die Gefrierpunktserniedrigung beträgt 0,54—0,58°. Resistenz und Viskosität sind normal; immerhin ist die Resistenzbreite fast immer verschmälert und es sind Verfrühungen der Hämolyse auf 0,52—0,47 v. H. und Erhöhungen bis zum Beginn bei 0,38 v. H. gemeldet. Der Brechungsindex ist herabgesetzt, was sich durch den vermehrten Wassergehalt erklären läßt, und was auch seinen Ausdruck in einer Herabsetzung des Trockenrückstandes bis auf 14,5 v. H. findet. Es sind das Werte, die denen nahe kommen, die seiner Zeit von Cohnheim bei seinen Experimenten über die Entstehung der Ödeme erreicht wurden, als er unter Zuführung einer Menge von Kochsalzlösung, die 92 v. H. des Körpergewichts betrug, eine Herabsetzung des Trockenrückstandes bis auf 13 v. H. eintreten sah. Der Brechungsindex wird nach der Entwässerung wieder ein normaler.

Fälle, wo eine starke Hyperglobulie mit Werten bis gegen 7 000 000 Erythrozyten und einer Heraufsetzung des Hämoglobingehaltes bis zu 120 v. H. festzustellen ist, kommen gerade im exquisitesten Ödemstadium als paradoxer, auf stärkste Bluteindickung hinweisender Befund vor, wie das nach den Beobachtungen Volhards bei der Nephrose im Stadium höchster Ödembereitschaft (= Gefäßdurchlässigkeit) zu erwarten war. Daraus ergibt sich, daß das Blutbild in dem oben beschriebenen Sinne von zwei verschiedenen Untersuchern innerhalb kürzester Frist ganz verschieden gefunden werden kann, je nachdem man vor oder nach Beginn der Ausschwemmung untersucht. Der Hämoglobinstoffwechsel ist sicher nicht gestört. Wir kennen solche hohen Werte schon von der gewöhnlichen Unterernährung und Inanition her. Das ist um so eigentümlicher, als wegen des in der Nahrung fehlenden Chlorophylls (Hämoglobin wird aus Aminosäuren + Eisen + Pyrrolringen gebildet, die im Chlorophyll als durch zwei Kohlenstoffatome zusammengefügte Viererringe vorhanden sind) die Hämoglobinbildung erschwert ist und die dadurch zu erwartende allgemeine Blutverschlechterung noch durch einen die Gefäßdurchlässigkeit erhöhenden Kalziummangel verstärkt wird.

Die Hydrämie, von der in der Physiologie und Pathologie der Wassersucht so oft die Rede ist und die auch der Ödemkrankheit in hohem Grade eigen ist, ist sehr oft nur eine scheinbare. Es handelt sich in solchen Fällen in Wirklichkeit um eine Hypalbuminose, was schon dadurch bewiesen wird, daß das Hämoglobin vermehrt und die Erythrozyten normal statt vermindert sind, ohne daß bei erhöhtem Färbeindex ein perniziös-anämischer Typus der Blutbeschaffenheit besteht. Meist kommen Hydrämie und Hypalbuminose zusammen vor; ihre Verteilung hängt nur vom Stadium der Erkrankung ab. Die Ursache für die Fälle von echter „Bluteindickung", bei denen Hämoglobin- und Erythrozytenwerte gleichzeitig heraufgesetzt sind und die im präödematösen Stadium am häufigsten beobachtet werden, in gleicher Weise aber schon seit langem bei unterernährten Menschen bekannt waren, ist wohl darin zu suchen, daß sich das Lymphgefäßsystem auf Kosten des Blutgefäßsystems auffüllt. Das Eiweiß ist im Serum stets vermindert, und diese Eiweißverminderung überwiegt selbst in Fällen, wo daneben eine echte Verwässerung des Blutes besteht. Wenn wir uns nach dem Verbleib dieses Eiweißes umsehen, so finden wir nicht nur einen nicht annähernd sich regenerierenden Eiweißzerfall der Gewebe infolge der Inanition, sondern wir finden ganz beträchtliche Mengen von Eiweiß in den umfangreichen, auf Unterhautzellgewebe und freie Körperhöhlen verteilten Hydropsien. Die Hypalbuminose und die Anhydrämie im Stadium der Ödeme findet so durch Endothelschädigung infolge der eiweißarmen und fettarmen Ernährung eine Erklärung, auf die wir in dem Kapitel Aetiologie genauer eingehen werden. Die Polyurie ist als Reaktion auf diese chronische Hydrämie aufzufassen, die durch die starken diuretischen Stoffe erzeugt wird, welche die Nahrung in Form von Wasser und Kochsalz in großer Menge enthält. Die gleiche Ursache dürfte auch der Hartnäckigkeit und dem vermehrten Auftreten der Enuresis bei großen Kindern und Erwachsenen zugrunde liegen.

Die chemischen Verhältnisse des Blutes und Blutserums kommen eingehend in dem Abschnitt über Stoffwechsel bei Ödemkranken zur Sprache; es sind an dieser Stelle nur noch kurz die serologischen Verhältnisse zu streifen. Die Agglutinationsreaktionen werden durch die schwere Hydrämie nicht beeinflußt und dienen nach wie vor zur Erkennung von Ruhr, Typhus usw. Die Wassermannsche Reaktion, die wir in jedem Falle zur Klärung der Aetiologie angestellt haben, war mit einer Ausnahme negativ, so daß Lues als Ursache der Ödemkrankheit auszuschalten ist; daß aber gegebenenfalls der Zustand die Komplementbindungsreaktion nicht stört, beweist der ganz ungewöhnlich stark positive Ausfall bei unserem einzigen eben erwähnten luetischen Patienten. Wir haben ferner die Gelegenheit benutzt, um die Abderhaldensche Reaktion auf Abwehrfermente bei unseren Ödemkranken in einer Reihe von Fällen im hiesigen physiologischen Institut durchführen zu lassen. Ein charakteristischer Befund hat sich nicht aufdecken lassen. Es wurden bald Schilddrüse, bald Niere, in vielen Fällen Thymus (das überhaupt von vielen Seren verschiedenster Herkunft abgebaut zu werden pflegt), vereinzelt auch Leber und einmal sehr stark Hypophyse abgebaut. Auch Hypophyse und Thyreoidea wurde einmal gleichmäßig abgebaut. Der Abbau von Hypophyse ist, ohne daß wir uns näher mit diesem Problem befassen, deshalb interessant, weil der Hirnanhang mit der Polyurie in innigem Zusammenhang stehen soll. Nur vereinzelt hat sich das nach den Eppingerschen Forschungen regelmäßig zu erwartende Abwehrferment gegen Schilddrüse auffinden lassen.

Der Urin ist meistens neutral bis alkalisch, in seltenen Fällen leicht sauer. Die Farbe ist entsprechend dem niederen spezifischen Gewicht und der Polyurie meist ganz hellgelb bis wasserklar, die Dichte ist niedrig, bei abnehmender Polyurie aber ansteigend bis zu normalen Konzentrationen. Eiweiß fehlt bei der echten Ödemkrankheit immer. Sowie Eiweiß auftritt, oder Formelemente gefunden werden, liegt entweder Vergesellschaftung mit echter Nephropathie oder meist eine interkurrente Infektion vor, die schon in den leichtesten Fällen bei Ödemkranken, die über viele Wochen hin nie Eiweiß hatten, sofort kleinere bis größere Mengen im Urin erscheinen läßt. Gallenfarbstoffe fehlen. Indikan ist negativ; wo solches auftritt, liegt eine nicht zur Ödemkrankheit gehörende Darmkomplikation vor. Azeton und Azetessigsäure fehlen trotz hochgradigster Inanition meistens, was besonders in Hinsicht auf den Vergleich mit Diabetes wichtig ist und darauf hinweist, daß bei letzterem wohl fermentative Prozesse beim Zustandekommen der Azidose eine Rolle spielen. Immerhin finden wir auch Angaben, nach denen die normalerweise 3 bis 5 mg/pCt. betragenden Azetonwerte im Urin auf 12 mg/pCt. erhöht waren. Kalzium und Magnesium sind in normaler Menge vorhanden, Kalzium gelegentlich von 3—4 auf 5—6 g erhöht. Phosphorsäure ist anfänglich von 2,5 auf 3,2—4 g pro Tag erhöht, desgleichen die Schwefelsäure von 2—2,5 auf 3—3,6 g, womit auch der Gehalt an Neutralschwefel, der sonst 15—20 v. H. des Gesamtschwefelgehaltes bildet, auf 25—27 v. H. erhöht ist. Was das Kochsalz anbetrifft, so sind Werte von 30—40 g pro Tag ganz gewöhnliche Befunde. Wir selbst haben als Höchstwert 60,6 g festgestellt. Dabei sind die prozentualen Werte mit und ohne Salzzulage oft außergewöhnlich hohe. Der höchste von uns beobachtete Wert ohne Salzzulage war 1,813 v. H. und an einem Tage mit Kochsalzzulage 1,854 v. H. Es hielten sich im Anschluß an 3 Salzzulagetage die prozentualen Werte bei einem Patienten 16 Tage lang über 1 und nachher noch lange auf 0,8—0,9. Der Gesamtreststickstoff ist meist erniedrigt oder normal. Werte von über 60 können mit Sicherheit auf irgendeine komplizierende, wahrscheinlich renale Komponente bezogen werden. Was die einzelnen Bestandteile des Stickstoffes anbelangt, so ist der Harnstoff prozentual erniedrigt, und zwar beträgt er meist unter 7,5 v. H. des Gesamtstickstoffes statt der normalen 80—82 v. H. Bei Ausheilung erfolgt Anstieg zur Norm. Harnsäure wird in Werten von 1—1,6 statt 0,5—0,8 g ausgeschieden. Das Kreatinin hält sich mit 1,74—2,4 g an der oberen Grenze der Norm, um bei Ausheilung wieder niedere Werte bis höchstens 1,7 g zu zeigen, so daß eine deutliche leichte Erhöhung besteht. Vor allen Dingen ist das Kreatin auf 0,2—0,25 g erhöht. Man kann nach allgemein geltenden Anschauungen diese Tatsache kaum anders als mit vermehrtem Muskelabbau erklären. Die Aminosäurefraktion des Reststickstoffes erfährt eine Erhöhung von 2 auf 2,5 v. H., das Ammoniak von 4—5 auf 7—7,5 v. H. des Gesamtstickstoffes. Diese im großen und ganzen den genauen Ausführungen von Knack und Neumann entstammenden Angaben über die einzelnen Partialwerte des Reststickstoffes könnten wir, soweit unsere eigenen Untersuchungen sich erstreckten (Gesamtstickstoff, Harnsäure, Harnstoff), bestätigen. Das Gleiche gilt für einen Teil der Mineralsäuren.

Die Punktate erwiesen sich meist als wasserklar, leicht opaleszierend, und in einem Falle als seifenwasserähnlich. Trotzdem der letzt genannte Befund auf irgendeine nephropathische, hydropische Erkrankung hinweist, hat es sich sicher nur um eine schwerste Ödemkrankheit gehandelt. Beim Stehen bilden sich leicht feine Fibringerinnsel, wie bei einem meningitischen Liquor. Epithelzellen und Formelemente des Blutes finden sich ganz vereinzelt. Die Rivaltasche Reaktion auf Globuline ist wie bei allen Transsudaten negativ. Die Eiweißwerte schwanken beim Hydrothorax um 2—4 v. T., selten darüber, während der Aszites des gleichen Patienten, am gleichen Tage entnommen,

höhere Werte bis zu 7 v. T. ergibt. Der Brechungsindex, sowie Blut-
zucker und Reststickstoffwerte sind immer niedriger, als beim Blut-
serum, während die Kochsalzwerte die des Blutes oft übersteigen.
Ganz besonders niedrig sind die eben angeführten Werte bei der
Ödemflüssigkeit selber. Das Kochsalz ist mit dem Blutwert ungefähr
gleichsinnig (Ödem 0,608 v. H. : 0,6084 v. H. Blut), wobei der Urin
des gleichen Tages 1,0647 v. H. Kochsalz enthält. Auch die Reststickstoffwerte der Hydropsien sind geringer als die des Urins.

Was den Chemismus der Ödeme anlangt, so sind eingehende Untersuchungen vorgenommen worden, die dem Kriegsödem
seine Stellung unter den verschiedenen Formen der Ödeme sichern
sollten. Besonders eingehend haben sich Falta und Quittner mit
diesen Fragen beschäftigt. Sie fassen das „Natrium bicarbonicum-
Ödem" der Diabetiker, das bei gleichzeitiger Anwesenheit von Kochsalz durch Abgabe der Chloride vom Blut in die Gewebe entstehen
soll, als Chloridödem auf, bei dem das Natrium bicarbonicum keine
Rolle spielt. Das Kriegsödem soll ebenfalls als Chloridödem aufzufassen sein, das bei chlorarmem Blut einen starken Chlorgehalt hat.
Andere Autoren haben diese Befunde nicht bestätigen können. Bei
der Entwässerung des kardialen Stauungsödems werde im Gegensatz
dazu vor allem Harnsäure massenhaft ausgeschwemmt (2—3 g). Daneben ist aber auch der Stickstoff, das Kochsalz, die Phosphorsäure
und die Schwefelsäure des Harns erheblich erhöht. Es wären dies
also typische Eiweißödeme durch Retention von Stickstoff im Blut,
bei denen Salz- und Chloridgehalt normal ist und bei denen unter
Strophanthin eine gute Ausschwemmung erfolgt. Falta und Quittner
haben gezeigt, daß die Harnsäure im Stauungsödem enorm vermehrt
ist, und daß die Chloride stark reduziert und durch Achloride ersetzt
sind, und daß auch Lungen und Leber fast nur Achloride, speziell
Sulfate und Phosphate, teilweise auch Karbonate enthalten. Der Zucker-
gehalt entspricht bei beiden Formen dem des Blutes. Bei nephritischen
und nephrotischen Ödemen ist bei Überladung des Blutes mit Stickstoffschlacken der Gehalt der Ödeme an Stickstoff und Eiweiß, sowie
an Harnsäure, gering gefunden worden. Die Gesamtasche und die
Chloride sind dabei normal, die molekulare Konzentration ist in beiden
Flüssigkeiten fast gleich hoch. Untersuchungen über Ödeme bei
Serumkranken, kachektischen und neurotischen Ödemen, sowie Ödeme
durch Lymphstauung fehlen bis jetzt.

Bauer hat bei allen Ödemen die Kochsalsausscheidung im Harn
vermehrt gefunden bei subnormaler oder normaler Kochsalzkonzentration und Reststickstoffgehalt im leicht hydrämischen Blut und

kommt deshalb dazu, die Begriffe Chloridödem und Achloridödem abzulehnen. Immerhin ist das Eiweiß bei Stauungsödemen bedeutend hochgradiger als bei anderen Ödemen (15 v. T. und mehr gegen 2—6 v. T.), während der Reststickstoff in solchen Fällen in der Regel um 75 mg/pCt. schwankt. Auch ist die Ammoniakausscheidung stark vermehrt (bis 17 mg/pCt.). Die Nieren zeigen keine Änderung ihrer Funktion, es ist nur die Chlorausfuhr verändert. Bei normalen Menschen häufen sich die Chloride unter Gaben von Natrium bicarbonicum im Blute an, während sie bei Ödembereitschaft im Unterhautzellgewebe abfließen, und zwar wird das Chlor dort nicht von den Zellen festgehalten, sondern es verdrängt die Achloride der Gewebsflüssigkeit, wobei Aminosäuren und Zucker ungestört verarbeitet werden. Die Zellfunktion ist demnach ziemlich sicher intakt. Daß das Endothel schon normalerweise für Salz, Eiweiß und Wasser durchlässig ist, und so gewissermaßen als „Vorniere" wirkt (Volhard), ist sicher. Es muß aber andererseits den Endothelien eine elektive Fähigkeit zugestanden werden, durch die sie in feinster Weise den osmotischen Druck regeln, denn bei chloridarmem Blute erscheinen fast alle Chloride im Ödem, so daß man den Endothelzellen eine den Nieren kaum nachstehende filtrierende oder sezernierende Fähigkeit nicht absprechen kann. Ob alle diese beschriebenen Untersuchungen über den Chemismus der Ödeme einen Dauerwert behalten werden, ist fraglich. Es läßt sich aber wohl heute schon mit Bestimmtheit sagen, daß der Begriff des Chloridödems zu Recht besteht, denn die in die verschiedenen Körperpartien eingelagerten Hydropsien, die zum mindesten prozentual in ihrem Chloridgehalt nicht wesentlich von dem des Blutes abweichen, enthalten in ihrer Gesamtheit, rein absolut genommen, sicher viel mehr Chlor als die bedeutend geringere Gesamtmenge des Blutes.

Sehr gut orientiert über die Unterschiede in der Zusammensetzung der verschiedenen Ödemflüssigkeiten eine ausgezeichnete tabellarische Zusammenstellung aus der Arbeit von Maase und Zondek über das Kriegsödem, welche ich, da sie alle Auseinandersetzungen unnötig macht, unverändert am Kopfe der nächsten Seite zum Abdruck bringe.

Die Funktionsprüfung der Nieren

ergibt, sofern man sie nach Eintritt der Ödemfreiheit vornimmt, völlig normale Verhältnisse, und es sind auch nur solche Fälle als reine Ödemkrankheit aufzufassen, bei denen die Nieren nach Wegfall störender Krankheitserscheinungen sich als intakt herausstellen. Der

In 100 ccm Transsudat waren enthalten	Kriegsödem	Renales (Nephrose) Ödem	Stauungshydrops (Aszites bei Leberzirrhose)
	g	g	g
Eiweiß (gew.-analytisch) . . .	0,116	0,343	0,941
Gesamt-N.	0,0602	0,1008	0,1582
Rest-N	0,0266	0,0406	0,0182
Harnstoff	0,0280	0,0354	0,0084
Aminosäuren-N	0,0028	0,0150	0,0112
NH_3	0,0170	0,0085	0,0068
Harnsäure	0,002	0,0041	0,002
Dextrose (Bertrand)	0,085	0,163	0,162
NaCl	0,6786	0,690	0,702
P_2O_5	0,012	0,007	0,016
CaO	0,0109	0,0107	0,0178
$Mg_2P_2O_7$	0,0381	—	0,0281
Spezifisches Gewicht	1009	1008	1009

Wasserversuch ist normal. Starke überschießende Polyurie beweist, daß zwar die Ödeme verschwunden sind, daß sich aber der Körper noch in sogenanntem polyurischen Stadium befindet und latente Ödeme enthält. Fälle, bei denen nach $1^1/_2$ Stunden erst 3—400 ccm Wasser ausgeschieden wird, und wo dann auf einmal wieder ein starker Kurvengipfel ansetzt, zeigen dadurch deutlich die extrarenal bedingte Störung der Wasserausscheidung der Ödembereiten an. Den höchsten Wert, den wir nach vollständiger Ausschwemmung äußerlich sichtbarer Ödeme gesehen haben, war bei Einnahme von 1500 ccm Wasser nach $1^1/_2$ Stunden eine Gesamtmenge von 1530 ccm, mit 900 ccm höchster Halbstundenportion nach 4 Stunden die Gesamtmenge von 3380 ccm (s. umstehende Kurve). Die Konzentrationsfähigkeit ist erhalten und die Tatsache, daß oft von einer Wasserabgabe von mehreren Litern in 24 Stunden Konzentrationen des polyurischen Urins bis zu 1025 erreicht werden, läßt wohl darauf schließen, daß die Niere nicht nur den gesteigerten Anforderungen des Wasser- und Salzstoffwechsels genügt, sondern, daß sie auch offenbar, trotz ihrer starken Überlastung, mit diesem konzentrierten Urin die Stickstoffschlacken vollständig ausscheidet. Daß die Kochsalzausscheidung eine ungestörte ist, beweisen die riesigen Kochsalzmengen, die über lange Zeit hinaus aus dem Körper wegtransportiert werden, wenn erst einmal die Ausschwemmung eingeleitet ist. Die Kochsalzzulagen werden nicht nur prompt ausgeschieden, sondern sie veranlassen (nachdem man vor der Einnahme der Zulage durch salzfreie Kost einen gewissen niederen Standardwert für Kochsalz erreicht hatte) oft

eine weit über die Zulage hinausragende erneute vermehrte Kochsalzausschwemmung aus offenbar noch bestehenden historetinierten Depots,
mitunter über eine lange Reihe von Tagen hin, und beweisen so aufs
neue die paradox erscheinende Tatsache, daß unter günstigen Ver-
suchsanordnungen man durch Kochsalz diuretisch wirken kann. Harn-

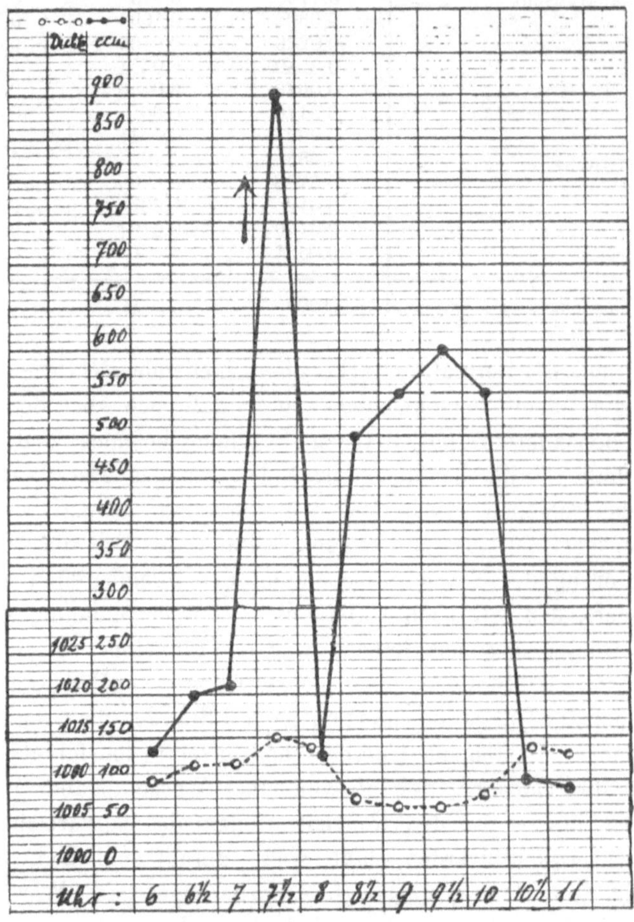

stoff wird prompt ausgeschieden, selbst bei ganz großen Zulagen.
Der Reststickstoff im Blute, der den wichtigsten Gradmesser der
Nierenfunktion darstellt, ist meist normal, hält sich aber auch oft an
der oberen Normalgrenze, während Fälle mit Erhöhung niemals reine
Ödemkranke sind, und Fälle mit herabgesetzten Werten (in unserem
Material waren sie sehr häufig) darauf hinweisen, daß eine Anhäufung
im Blute nicht nur nicht vorhanden, sondern die Herausschaffung
eher beschleunigt ist. Eine nicht gering anzuschlagende Bedeutung

beim Zustandekommen der Erniedrigung der Reststickstoffwerte möchte ich allerdings neben dem geringen Eiweißgehalt der Nahrung auch dem Umstand zuschreiben, daß mit dem Wasser auch Eiweiß die durchlässigen Gefäße verläßt; durch diese erhebliche Abwanderung von Eiweiß an die Ödeme wird der Reststickstoff stark verdünnt. Spaltet man den Reststickstoff auf, so findet man auch hier im allgemeinen normale, selten erhöhte Harnstoff- und Aminosäurefraktion, normale Harnsäure, Erhöhung des Ammoniakstickstoffes in frischen Fällen, sowie vor allen Dingen bei meist normalem Kreatininspiegel einen erheblich erhöhten Kreatinspiegel. Daß es sich bei den Fällen von Francke und Gottesmann um eine Nephropathie gehandelt haben wird, die man mit den Verfassern als analbuminurisch bezeichnen kann, geht aus den gestörten Ausscheidungsverhältnissen, sowohl körpereigner (Harnstoff und Kochsalz) als auch körperfremder Stoffe (Milchzucker, Jodkali) hervor. Wir können aber der Auffassung der Verfasser, daß diese analbuminurische Nephropathie mit Ödemkrankheit identisch sei, nicht zustimmen, sondern müssen sie in die Kategorie echter Nierenleiden einreihen. Ob die von den beiden Autoren angenommene rein funktionelle Hypo- oder Adynamie überhaupt existiert, muß offen gelassen werden.

Stoffwechsel bei Ödemkranken.

Ein großer Teil der hier zu besprechenden Materie ist bereits in dem vorhergehenden Abschnitt in irgend einer Form enthalten. Wenn wir uns nun dem Wasserstoffwechsel zuwenden, so ist darüber nicht mehr zu sagen, als daß trotz geringer Einnahmen und trotz ausgiebigsten Durstens stets eine Polyurie besteht, die selbst nach Abklingen der Ödeme sich über Wochen fortsetzen kann. Dabei darf nicht außer Acht gelassen werden, daß der Ödemkranke eine ausgesprochene Polydipsie hat, und es selbst genauester klinischer Beobachtung und strengster Beaufsichtigung fast nie gelingen wird, Einnahme und Ausgabe zu einander in ein der Wahrheit entsprechendes Verhältnis zu setzen, weil bie Patienten fast immer betrügen. Ich habe in dieser Beziehung so schlechte Erfahrungen gemacht, vielleicht auch gerade deswegen, weil sich unser Material aus meist geistig Minderwertigen zusammensetzte, daß ich sehr skeptisch geworden bin, sowohl in der Beurteilung des Wasserstoffwechsels als auch des Salzstoffwechsels. Es ist eine sehr bemerkenswerte Tatsache, daß Leute, die solche ungeheuren Wassermengen im Körper haben, stets unter Durst leiden, was darauf hinweist, daß die hydropischen Gewebe hartnäckig das Wasser zurückhalten, dessen sie zur Lösung der in ihnen enthaltenen Salze bedürfen. Daß bei der damit verbundenen und im Höhestadium der Krankheit sehr häufigen Eindickung des Blutes Durstgefühl entsteht, ist sehr begreiflich. Weniger begreiflich aber ist, daß neben dem Durst trotz der oft starken Chlordepots die Patienten die salzfreie Kost perhorreszieren und sich heimlich immer wieder Salz verschaffen. Woher dieser Chlorhunger kommt, ist mir bis jetzt nicht klar geworden. Daß die Ödeme zum nicht geringsten Teil auf dem Wasserreichtum der Einnahme beruhen, geht deutlich aus den Experimenten von Knack und Neumann hervor. Gleichzeitig beweisen diese Experimente, daß das Wasser allein Ödeme nicht zu erzeugen vermag, denn während einseitige Kost ohne Wasserflut und gewöhnliche gemischte Kost mit Wasserflut keine Ödeme entstehen ließ, entstanden sofort starke Ödeme, als die einseitige Kost mit viel Wasser kombiniert wurde. Daß dies aber nur eine der inneren Ursachen der Ödemkrankheit ist, wird weiter unten zu zeigen sein.

Zum Salzstoffwechsel ist viel Neues an dieser Stelle nicht aufzubringen. Der Kochsalzgehalt ist im Urin höher als im Blut und in diesem meist niedriger als im Ödem oder Hydrops. Die Unterschiede zwischen Hydrops und Blut sind aber derartig gering und derartigen Schwankungen unterworfen, daß bei geeigneten Zeitpunkten man tatsächlich im Hydrops ein gewisses Überwiegen findet, daß den Gedanken an Chloridödeme nicht von der Hand weisen läßt. Es versteht sich von selbst, daß der Kochsalzstoffwechsel von dem Grade bzw. dem Stadium der Erkrankung abhängig ist. So finden wir die Kochsalzkonzentration im Blute oft überhaupt normal, sehr häufig aber, besonders im Stadium der Ausschwemmung mäßig bis sehr stark erhöht, in initialen Fällen aber wegen der ausgiebigen Transsudation in die Gewebe eher erniedrigt, wie wir das bei dem durch Natron bic. erzeugten Ödem oder beim Lungenödem zu sehen gewohnt sind. Sind die Gewebe erst einmal voll gesättigt, dann zieht die einsetzende Ausschwemmung im Urin eine Erhöhung des Spiegels ohne weiteres nach sich, die dann regelmäßig von einer oft sehr erheblichen Erniedrigung gefolgt ist. Dieser für Ödemkrankheit so charakteristische Umschlag von Hyperchlorämie in Hypochlorämie ist bereits weiter oben als ein Kardinalsymptom der Erkrankung bezeichnet und mit Zahlenwerten belegt.

Der Stickstoffwechsel richtet sich nach der Einnahme, und es ist verwunderlich, daß die schon an und für sich bei der Ödemkrankheit so stark belastete Niere, die selbst sich vielleicht an den allgemeinen Ödemen bis zu einem gewissen Grade beteiligt, auch den Anforderungen des Stickstoffumsatzes meist tadellos. genügt. Daß es sich aber empfiehlt, mit den Eiweißkörpern in der Therapie der Ödemkrankheit etwas vorsichtig umzugehen, ergibt sich aus der Tatsache, daß Zulagen gelegentlich retiniert werden, daß der Eiweißabbau sowieso im ganzen etwas schlecht ist, daß der Aminosäurenstickstoff zu Erhöhung neigt, und daß der Eiweißstoffwechsel schon ohnehin in schweren Fällen durch Abbau eigenen Körpereiweißes belastet ist. Das Serumeiweiß hält sich mit 6—7,5 v. H. gewöhnlich an der unteren Grenze des Normalen, ist aber sehr oft erniedrigt, was sich nicht nur durch Unterernährung erklärt, sondern sich außerdem durch den Verlust an die Gewebe und die dadurch noch vermehrte Hypalbuminose des Blutes äußert. Was das Eiweißgleichgewicht. anbelangt, dessen der Körper bedarf, um auszukommen (Begriffe, die wir gegen die früher als Norm geltenden jetzt bedeutend einzuschränken gelernt haben), so nimmt Jansen 9,7 g Stickstoff = 60,5 g Eiweiß auf 2100 Kalorien als Normalmaß an, um das Gleichgewicht zu erhalten; werden nur 1600 Kalorien gegeben, so tritt Abnahme des Körpergewichts auf, auch wenn diese Menge von Stickstoff eingehalten wird. Harnsäure, die meist normal ist, sowie die in den Trockenrückstandsverhältnissen gegebenen Unterlagen zur Entstehung einer Hypalbuminose sind oben bereits eingehend besprochen, desgleichen die erhebliche Vermehrung des Ammoniakstickstoffes, die mit dem Kreatin zusammen ein Ausdruck für Körpereiweißzerfall ist.

Aus dem Kohlehydratstoffwechsel ist soviel bekannt, daß seine Insuffizienz sich in vorzüglicher Weise meist durch den vollständigen Glykogenmangel in Leber und Muskulatur ausdrückt. Es ist ja auch gerade die Kohlehydratkomponente, die an für sich den überwiegenden Anteil an der Zusammensetzung der Nahrung bildet, deren Ausnutzung aber unter der Auswahl der gegebenen, mit minderwertigen und unverdaulichen Bestandteilen, vor allem Zellulose, überladenen Nahrungsmittel so stark leidet. Dazu kommt eine bis jetzt nicht genau studierte, aber, in Analogie zur Einbuße sämtlicher vitalen Vorgänge bei solchen Inanitionszuständen, sicher stark herabgesetzte Tätigkeit der Drüsen, welche die zum Abbau notwendigen, vollwertigen Fermente zu liefern haben. Zucker, der unter den Kohlehydraten wohl den größten Eiweißsparer darstellt, ist ebenfalls in verminderter Menge vorhanden. Ein ziemlich regelmäßiger Befund ist eine Hypoglykämie, die allerdings bei Besserung gewöhnlich bald in normale Werte übergeht und die wir bei unseren Fällen im allgemeinen nur als sehr geringgradig bezeichnen können. Zuckerbelastungen erträgt der Körper in beliebiger Höhe. Daß es nicht erlaubt ist, wie es von gewisser

Seite geschehen ist, die Herabsetzung des Blutzuckers mit der Blut-
verdünnung in Zusammenhang zu bringen, geht daraus hervor, daß wir
es bei der Ödemkrankheit mit einem eiweißarmen Blut zu tun haben,
dessen genauere ·Analyse wir weiter oben gegeben haben. Außerdem
ist es immer sehr gewagt, zur Erklärung solcher komplizierten physiologischen Vorgänge einfache mechanische Momente heranzuziehen.

Über den Fettstoffwechsel ist nicht allzuviel bekannt. Wir
wissen, daß Fett und Kohlehydrate als Eiweißsparer eine außerordentlich wichtige Rolle spielen, und daß gerade die Fette es sind,
die der Nahrung fast oder ganz fehlen und so in letzter Linie die
Ursache dafür sind, daß Glykogen und eigenes Körpereiweiß in so
extremer Weise abgebaut werden. Dazu kommt noch, daß die Nahrung
sowieso kalorisch nicht nur ungenügend ist, sondern daß damals ganz
allgemein eine Reihe von Nahrungsmitteln dauernd und in großer
Menge genossen wurden (Steckrüben, erfrorene Kartoffeln usw.), deren
Kaloriengehalt noch bedeutend geringer war, als die zur Berechnung
üblichen Tabellen angeben. Ferner kommt dazu die schlechte Ausnutzung dieser an sich schon insuffizierten Nahrung infolge einer dem
allgemein daniederliegenden Zellleben entsprechenden quantitativen
Fermentverschlechterung (besonders bei den meist betroffenen älteren
Leuten), wobei gerade der Abbau des sowieso so stark reduzierten
und minderwertigen Fettanteils der Nahrung besonders leidet. Wir
sehen als Folge davon die bereits erwähnte Kreatin- und Ammoniak-
vermehrung im Blut bei Herabsetzung von Neutralfett, Fettsäuren und
Lipoidmengen. Die Folge davon ist, daß der Lipoidphosphor zu
Gunsten des stark vermehrten Säurephosphors vermindert ist, und es
ist gerade der Lipoidstoffwechsel, dem wir ein ganz besonders erhöhtes
Interesse bei den Stoffwechselstörungen und der dadurch bedingten
Entstehung der Ödeme zubilligen müssen. In Anbetracht der längst
allgemein anerkannten großen Bedeutung des Lipoidstoffwechsels
(dessen Störungen Stepp bei Skorbut und Beriberi, die mit der
Ödemkrankheit in gewisser Hinsicht soviel gemeinsam haben, als
wahrscheinlich stark beteiligtes ätiologisches Moment für die Erkrankung anspricht), darf es nicht als gleichgültig angesehen werden, daß
der Lipoidphosphor in zahlreichen Fällen bis auf 2 mg/pCt. herabgesetzt gefunden wurde, während das Minimum mit 5 mg/pCt., die
Norm mit 7—13 mg/pCt. angenommen werden muß. Wenn wir uns
später mit den Beziehungen der Ödemkrankheit zur allgemeinen Frage
der Ödementstehung beschäftigen werden, wird uns der Lipoidstoffwechsel noch einmal intensiv beschäftigen. Wir wollen uns in diesem
Zusammenhange nur daran erinnern, daß es lipoidlösliche Gifte sind,

durch die experimentell sich Nephritiden, und zwar solche erzeugen ließen, bei denen Wassersucht vorhanden war, so daß der Gedanke nicht von der Hand gewiesen werden kann, däß die durch den pathologischen Stoffwechsel erfolgende Schädigung der Lipoide und ihre Auflösung es ist, welche letzten Endes die Gefäßwand durchlässig werden läßt. Der Säurephosphor, der in der Norm in einer Menge von 2—6 mg/pCt. im Blute vorhanden ist, ist in einer überwiegenden Mehrzahl der Fälle erhöht, vielleicht, weil er mangels bindenden Fettes ausgeschwemmt wird; auch im Urin ist eine starke Vermehrung desselben nachweisbar. Die Gesamtfettsäure ist oft bis auf $^1/_3$ erniedrigt (0,12 statt 0,35—0,4 g), das Neutralfett ist sogar gelegentlich ganz verschwunden, während es in der Norm 1,0—1,2 g beträgt.

Das normalerweise stets gleiche Verhältnis von Cholesterin zu Lezithin im Blut (Blooersche Lezithinquotient) verschiebt sich, weil bei normalbleibendem Cholesteringehalt der Lezithingehalt abnimmt. Ein beredtes Analogon findet, rein klinisch, der verschlechterte Fettstoffwechsel der Ödemkranken in den Stuhlbefunden bei anderen Kranken mit Erscheinungen schwerer Wassersucht. Wir haben eine ganze Reihe enterogener Ödeme zu beobachten Gelegenheit gehabt, die sich im Anschluß an Ruhr und vor allen Dingen an Darmtuberkulose ausgebildet hatten, dabei wurden starke Fettstühle entleert. Es wurde also das vorhandene Fett überhaupt kaum ausgenutzt. Der Endeffekt in Form von Ödemen ist beide Male derselbe; einmal Fettmangel wegen fehlender Aufnahme in der Nahrung, das andere Mal Fettmangel wegen fehlender Resorption. Diese für Darmtuberkulose und Amyloid längst bekannte Tatsache, die bei oberflächlicher Betrachtung zur Annahme einer Pankreaserkrankung verleiten könnte, beweist, daß eine Ödembereitschaft sich zu schon bestehenden Krankheiten hinzugesellen und manifest werden kann, ohne daß eine Krankheit sui generis zu bestehen braucht. Gerade solche Fälle zeigen am deutlichsten, daß vielleicht ein diathetischer Zustand besteht, der unter solch allgemeiner Verschlechterung der Körperverhältnisse manifest wird, während er es früher durch die Infektion allein nicht geworden wäre, im Gegensatz zu einzelnen anderen schwereren Infektionen, die schon früher allein kräftig genug wirkten, um die Diathese aktiv werden zu lassen. Echte Skorbutfälle mit Bradykardie und Polyurie waren schon immer bekannt, und da für Skorbut, Möller-Barlowsche Krankheit und andere Krankheiten Ernährungsfehler längst als Ätiologie erkannt sind, ist es ohne weiteres verständlich, daß man gleichsinnige Störungen für die Erklärung der Ödemkrankheit gesucht hat, dabei muß es vorläufig dahingestellt

bleiben, ob es vitaminartige Stoffe im Sinne Funks oder die sogenannten Röhmannschen Ersatzstoffe, oder ob es, was viel wahrscheinlicher ist, Störungen des Fettstoffwechsels und des Lipoidstoffwechsels sind, die als ausschlaggebend für die eingetretenen Veränderungen zu betrachten sind. Oft beobachtete kleine Hautekchymosen,
Blutgehalt des Ausgeheberten usw., sowie die eben beschriebenen
Skorbutfälle mit Bradykardie und Polyurie sind es, die zwischen dem
immerhin nicht allzuselten vorkommenden Zusammenhang von hämorrhagischer Diathese und Ödem die Brücke bilden.

Zum Schluß bedarf auch der Kalkstoffwechsel noch einer genaueren Würdigung. Das Kalzium, das im Blut normalerweise 11 bis
12 mg/pCt. beträgt, ist stets erniedrigt und wird erhöht ausgeschieden.
Diese Hypokalzämie ist in Parallele zu setzen mit den ähnlichen Verhältnissen bei alten Leuten, die auch physiologischerweise schon Gewebe abbauen. Ob nicht in diesem Kalkmangel der Gefäße letzten
Endes der Grund der Ödembereitschaft liegt und die Lipoidzerstörung
für die erhöhte Durchlässigkeit mit verantwortlich zu machen ist,
wird uns späterhin noch eingehend beschäftigen.

Es seien hier einige Berechnungen angeführt, die wir über die
Ernährung von Gefängnisinsassen anläßlich einer Ödemepidemie angestellt haben. Es erkrankten damals im September 1916 ziemlich
gleichmäßig im Laufe einiger Monate bei einem durchschnittlichen
Bestand von 350 Männern 45, und bei einem durchschnittlichen Bestand von 150 Frauen 7 Insassen so stark, daß sie Lazarettbehand-
lung erforderten, wozu dann etwa 20 leichtere, ambulant behandelte
Fälle kamen. Trotz Fett- und Fleischzulagen in den folgenden
Monaten nahmen die Erkrankungen nicht ab, sondern verschwanden
erst ganz allmählich gegen die Sommermonate 1917 hin, also zu einer
Zeit, wo ganz allgemein die Ödemkrankheit im Abklingen begriffen
war; eine Reihe dieser Kranken zeichnete sich durch ganz besondere
Hartnäckigkeit aus. Es wurden aus drei willkürlich gewählten
Perioden die gegebenen Eiweiß-, Fett- und Kohlehydratmengen und
die denselben entsprechenden Kalorien berechnet und es ergab sich
dabei Folgendes: In der ersten Periode vom 5. 11. bis 11. 11. 1916
wurde eingenommen Brot 2380 g, Kartoffel 6750 g, Magermilch 1750 g,
Kohlrüben 1000 g, Mohrrüben 500 g, Kohl 500 g, Gemüsekonserven
125 g, Graupen 140 g, Hafergrütze und -Flocken 170 g, Gerstengrütze
160 g, Erbsen 80 g, Roggenmehl 120 g, Maismehl 80 g, Zucker 70 g,
Margarine 15 g, Hammelfleisch und Rindfleisch je 100 g, das entspricht (wobei den Kalorienwerten immer die Berechnung der Schall-
Heislerschen Nahrungsmitteltabelle zugrunde liegt, ohne Berück-

sichtigung der durch die Kriegsverhältnisse bei einem großen Teil der Nahrungsmittel bedeutend verschlechterten Qualität und verminderten Kalorienmengen) folgenden Wochenmengen: Eiweiß 378,58 g, Fett 73,15 g, Kohlehydrate 2355,64 g und einem täglichen Gehalt von 54,08 g Eiweiß, 10,45 g Fett und 465,09 g Kohlehydraten oder in Kalorien berechnet einer täglichen Menge von 2209 Kalorien. In dieser Periode fällt bei relativ hoher Kalorienzahl der ausgesprochene Fettmangel, hoher Kohlehydratgehalt und eine Eiweißmenge auf, die sicher unter der oben angeführten von Jansen angenommenen Mindesteiweißmenge gelegen war. Diese Periode entspricht einem Zeitpunkt, der vor den Höhepunkt der Erkrankungskurve zu setzen ist. Eine zweite Periode umfaßte die Zeit vom 11. bis 17. 3. 1917, d. h. eine Woche, die ungefähr in dem Zeitpunkt gelegen war, in dem die Ödemkrankheit ihren Höhepunkt erreicht hatte. Das Kostmaß dieser Woche betrug: Rindfleisch und Schweinefleisch je 100 g, Salzfisch 310 g (dabei handelte es sich um kleine, 10—15 cm lange Fische, für die die hier mangels einer anderen Berechnung in der Tabelle angenommene Kalorienzahl der Heringe sicher als zu hoch anzunehmen ist), Butter und Margarine je 25 g, Kartoffel 1505 g, Weizenmehl und Graupen 845 g, Haferflocken und Grütze 170 g, Gerstengrütze 160 g, Roggen- und Maismehl je 40 g, Zucker 70 g, Sauerkohl 1400 g, Kohlrüben 2725 g, Brot 2380 g. Dabei ergab sich für die ganze Woche 351,81 g Eiweiß, 119,9 g Fett und 2615,96 g Kohlehydrate. Daraus läßt sich berechnen eine tägliche Menge von 50,26 g Eiweiß, 17,03 g Fett und 373,71 g Kohlehydrate, welche Menge einer täglichen Kalorienzahl von 1889,13 g entspricht. Diese Periode zeichnet sich also wiederum durch Eiweißmangel bei etwas weniger starkem Fettmangel und erheblich geringere Kohlehydratzufuhr aus, wobei die Kalorienzahl gegen die erste Periode reduziert war, was besonders in Anbetracht der dieses Mal durch den Fisch sicher schon zu groß angegebenen Kalorienmengen sehr stark ins Gewicht fällt. Als dritte Periode wurde eine Woche aus derjenigen Zeit gewählt, wo infolge nicht unerheblicher Verschiebungen in der Ernährung, auf die man die Schuld geschoben hatte, Besserung und Abflauen der Erkrankungsfälle eingetreten war. Diese Periode fiel bereits in den Vorsommer, so daß Kälte als mitwirkendes Krankheitsagens nicht mehr in Betracht kam. Es wurde vom 3. bis 9. 6. 1917 verabfolgt: 500 g Rindfleisch, 150 g Rauchfleisch, 200 g Muschelfleisch, 175 g Salzfisch, 60 g Butter, 10 g Margarine, 650 g Gries und Graupen, 840 g Hafergrütze und Flocken, 80 g Gerstengrütze, 105 g Zucker, 2275 g Kartoffeln, 2380 g Brot; das ergibt 450,11 g Eiweiß, 153,8 g Fett und 2778,55 g

Kohlehydrate, also ein tägliches Quantum von 64,2 g Eiweiß, 21,97 g Fett, 396,94 g Kohlehydrate oder = 1996,8 Kalorien pro Tag. Diese in die Besserungszeit der Ödemerkrankungen fallende Periode weist nach Jansen genügend Eiweiß auf, bei einer Kalorienzahl, die unter der als Norm angenommenen Zahl von 2100 Kalorien nicht übermäßig zurücksteht. Auch die Kohlehydratmenge war genügend, während das Fett immer noch wenig, aber doch schon das Doppelte der ersten Periode betrug und, was vor allen Dingen hoch anzuschlagen ist, vorwiegend aus gut ausnutzbaren Fettkörpern (Butter und Margarine) bestand.

Prognose und Verlauf.

Die Prognose der Ödemkrankheit ist als relativ harmlos anzunehmen, meist geht sie in Genesung aus. Allerdings ist die eigentliche Ausheilung nach Abklingen des akuten, mit Ödemen einhergehenden Stadiums selten eine rasche, sondern verläuft meist protrahiert über eine lange Rekonvaleszenzzeit. Das erklärt sich mit Leichtigkeit daraus, daß es sich doch darum handelt, einen oft recht erheblichen Körperverfall und Gewebsabbau wieder auszugleichen. Gestört wird die Heilung sehr oft durch schwere, den akuten Anfall sogar übertreffende Remissionen, die mehrere Male wiederkehren, und die schließlich auch zu einem üblen Ausgang führen können. Getrübt wird die Prognose durch die enorme Neigung der Ödemkranken zu schweren Infektionen einerseits, zur schweren Verschlimmerung bestehender Leiden andererseits, und nicht zuletzt dadurch, daß der durch die Erkrankung widerstandslose Körper Infektionskrankheiten sehr leicht verfällt, und wenn er davon befallen ist, sie auch sehr schwer übersteht. Abgesehen von den Todesfällen, die auf diese Weise zustande kommen, sind aber auch eine ganz erhebliche Zahl von Todesfällen bekannt geworden, die nur der Ödemkrankheit allein zugeschrieben werden müssen. Der Tod erfolgt oft urplötzlich ohne weitere Vorboten und kann bei ruhiger Bettlage eintreten. Gelegentlich geht dem Tod ein kurzer, prämortaler, komatöser Zustand voraus, der besonders bei älteren Leuten, aber auch schon bei kleineren Kindern, beobachtet worden ist. Solche sterbenden Fälle werden meist mit der Diagnose „Schlaganfall" eingeliefert, und sie zeigen in ihrem Terminalstadium auch in der Tat typisch apoplektiforme Bilder. Es besteht tiefste Bewußtlosigkeit mit aufgehobenen Sehnen- und Schleimhautreflexen, die Atmung ist verlangsamt und hat oft Cheyne-Stokesschen Typus, der gelegentlich der diabetischen Atmung ähnlich ist; dabei fehlen die Zyanose und alle Zeichen von Herzinsuffizienz; es erweisen sich auch alle Herzmittel wie Adrenalin, Kampfer, Strophanthin und die Verabreichungen von Kochsalzlösung als völlig wirkungslos. Auch Zuckerinfusionen vermögen das Ende, wenn der Zustand schon einmal so weit gediehen ist, nicht mehr aufzuhalten.

Sektionsbefunde.

Die Leichen fallen durch ihre Blutleere und ihre meist vollständige Fettlosigkeit auf. Selbst das epikardiale, das perirenale und mesenteriale Fett erweist sich als völlig geschwunden oder degeneriert. Das Blut ist eingedickt und zeigt wenig Gerinnselbildung. Hydropsien sind gerade bei den tödlichen Fällen selten oder auffallend gering. Am ehesten ist noch Aszites vorhanden. Die Muskulatur ist schlaff und macht zum mindesten, wenn es auch nicht direkt zu beweisen ist, den Eindruck von Atrophie. Die Organe zeigen weitgehendsté Veränderungen im Sinne einer Atrophie, vor allem das Herz, dessen Gewicht erheblich vermindert ist (bis auf 130 g statt der Norm von 250—320 g beim Manne) und dessen Muskulatur meist eine starke braune Atrophie zeigt. Die derbe, blutarme Milz ist neben dem Herzen das am stärksten atrophische Organ (bis zu 50 g statt 150—180 g); besonders die Pulpa ist vermindert. Die Leber ist fettlos und glykogenfrei, Gewicht statt 1500 bis zu 950 g bei Männern reduziert; der Uterus ist meist atrophisch (Amenorrhöe), während eine Nierenatrophie zwar vorkommt, aber in keinem Verhältnis zu der übrigen Atrophie steht und sowohl an den Nierengefäßen als auch an den Epithelien sich wohlcharakterisierte, wesentliche pathologische Veränderungen nicht nachweisen lassen. Es ist sogar im Gegenteil bei den Nieren meist eine gewisse Hyperämie vorhanden. Im Darm finden sich gelegentlich Geschwüre vom Charakter der dysenterischen Geschwüre in allen Stadien, aber ohne Bazillenbefund. Ob diese Darmaffektion primär vorhanden war und das Hinzukommen einer Ödemkrankheit erleichtert hat, oder ob es wirklich Darmgeschwüre sind, die infolge der allgemeinen Organschädigung durch die Ödemkrankheit sich im Darm gebildet haben, läßt sich in Anbetracht der anatomischen Identität mit dysenterischen Darmaffektionen meist nicht entscheiden. Auch Pseudomelanose ist im Darm häufig beobachtet; ob sie mit der Hautmelanose, die bei Ernährungskranken von Wassermann beschrieben ist, in Zusammenhang steht, ist mir unbekannt. Da ein Blutabbau größeren Stiles fehlt, ist diese Erscheinung nicht recht zu deuten. Die Nebennieren und überhaupt die endokrinen Drüsen sind meist ohne Befund. Die Schilddrüse ist nicht regelmäßig, aber bei einer Reihe von Fällen ganz auffallend atrophisch (bis zu 12 g) und das Kolloid stark eingedickt gefunden worden. Sehr oft finden wir die Zeichen chronischer Tuberkulose ohne Progredienzerscheinungen, ein Befund, der bei der allgemeinen Verbreitung der Tuberkulose, zu der sich die Ödemkrankheit mit Leichtigkeit hinzugesellen kann, keine besondere Bedeutung hat. Der ganze Befund ähnelt sehr dem bei Karzinomkachexie, bei der ja auch prämortales Koma und Ödeme vorkommen, und macht im ganzen den Eindruck eines chronischen Marasmus.

Histologisch finden sich allgemeine Kapillarerweiterung, fettreiche Nebennieren, die doppelt lichtbrechende Lipoide enthalten, und deren autochthones Pigment nach Mathias verringert ist, weite Harnkanälchen mit Nierenhyperämie ohne krankhaften Nierenbefund, und im Gegensatz zu den Befunden bei experimentellem Hunger keine Leberverfettung, sondern Atrophie der Leberzellen bei meist völligem Glykogenmangel. Genauere Angaben über vorkommende leichteste Nierenveränderungen finden sich am Schluß des folgenden Abschnittes. Augstein erklärt auch die Hemeralopie als Erscheinung, der Pigmentänderung (Abblassung desselben in der Retina) zugrunde liegt.

Da die Inanition allein solche plötzlichen Todesfälle nicht zu verursachen pflegt, muß man, da auch ein Azidosezustand fehlt, irgend ein anderes auslösendes Moment annehmen. Ich möchte glauben, daß es sich um eine Autointoxikation handelt, wie sie letzten Endes auch der Urämie und dem Ileus zugrunde liegt. Der linke Ventrikel ist meist kontrahiert, so daß auch anatomisch der schon klinisch sehr unwahrscheinliche Herztod abzulehnen ist. Es ließe sich eher an eine Erschöpfung der nervösen Apparate am Herzen, zum Beispiel den Reizbildungszentren, und einen dadurch verursachten plötzlichen Tod denken. Noch mehr Wahrscheinlichkeit aber hat die Auffassung für sich, die mir bei dem Befund einer Hyperämie der Bauchorgane bei sonstiger allgemeiner Blutleere als wahrscheinlich erscheint, daß eine Splanchnikuslähmung und ein dadurch verursachtes, dem Tod bei Peritonitis und Pneumonie sehr ähnliches „Verbluten in die Bauchhöhle“ eintritt. Es läßt sich auch hier die Erfahrung bestätigen, die wir von Hungerzuständen her kennen, daß am stärksten das fast gänzlich verschwindende Fettgewebe (93—97 v. H.) leidet, wobei Muskulatur und Drüsen zunächst stärkere Atrophie zeigen, während das Skelett um 10—14 v. H. und das zentrale Nervensystem fast gar nicht reduziert wird. Ich möchte auch meinen, daß der dabei sich einstellende größere Wasserreichtum der Gewebe nicht, oder zum mindesten nicht allein von einer tatsächlichen mechanischen Ausfüllung unelastisch gewordener Gewebsteile kommt, sondern daß die starke prozentuale Verringerung der festen Substanzen es ist, die eine scheinbare Wasservermehrung vortäuscht.

Die Pathogenese der Ödemkrankheit.

Das größte Interesse an der Klinik der Ödemkrankheit hat von allem Anfang an die Ätiologie und Pathogenese derselben auf sich gezogen. Schon die ersten Arbeiten beschäftigen sich mit dieser Frage, leiden aber im allgemeinen durchweg an einer starken Einseitigkeit ihrer Erklärungsversuche. Man kam sehr bald darauf, daß es mehrere mitwirkende Faktoren sein müssen, und in der Tat stellt das Wesen der Ödemkrankheit eine hochgradig komplexe und vielgliedrige Erscheinung dar, bei der durch das Zusammenwirken vieler Umstände, mehr oder weniger wichtiger Natur, Verhältnisse geschaffen werden, die nur noch das Hinzutragen einer auslösenden Ursache erfordern, oder besser gesagt, die Grundursache bedarf nur des richtigen Milieus, um die Krankheit in voller Ausbildung auftreten zu lassen. Es ist die Ödemkrankheit ganz allgemein unter die Kriegskrankheiten gezählt worden, und wenn auch heute feststeht, daß sporadisch schon immer Fälle vorgekommen sind, die nur nie richtig gedeutet werden konnten, so wird dadurch nur unsere Auffassung gestützt, daß theoretisch diese Krankheit jederzeit möglich ist, daß es aber der speziellen Verhältnisse dieses eigenartigen, ganz besondere, nie dagewesene äußere Bedingungen für ein großes Territorium schaffenden Krieges bedurfte, um die theoretische Möglichkeit in die Praxis umgesetzt bekannt werden zu lassen, weshalb sie als Kriegskrankheit mit Recht aufgefaßt wird. Wenn heute immer wieder vereinzelte Fälle derselben auftreten, oder in der Form dunkler, polyurischer Symptomenkomplexe rudimentär weiter leben, so muß doch gesagt werden, daß sie in voller Ausbildung und Heftigkeit gewissermaßen epidemisch nur in einer bestimmten Periode vorgekommen ist, deren ätiologische und äußere Faktoren sich genau präzisieren lassen. Das ist die Hauptstütze meiner Auffassung, daß eine weit verbreitete Diathese in vielen Menschen geschlummert hat, durch das Zusammenwirken dieser Umstände aktiviert wurde und den augenblicklichen Zustand einer schweren Ödematose entstehen ließ, wobei konstitutionelle Momente, besonders eine Hypoplasie des Gefäßsystems gewissermaßen der Hebel waren, an dem die treibenden Kräfte ansetzten.

Es ist vielleicht nicht uninteressant, kurz die geäußerten Ansichten von der Ätiologie der Ödemkrankheit durchzugehen, und zu sehen, was davon wahrscheinlich und möglich ist, und was wir auch für unsere schließliche Ansicht vom Wesen des Kriegsödems übernehmen wollen. Ganz von der Hand zu weisen ist die Auffassung einer Infektionskrankheit; sie fällt mangels jeden Fiebers, jeder Milzschwellung, jedes anderen Symptomes einer fieberhaften Erkrankung (Fehlen von Diazoreaktion, Leukozytose, Albuminurie usw.) ohne weiteres dahin, desgleichen ihre Übertragung durch Läuse. Schon die ersten Arbeiten setzten mit ihren Erklärungsversuchen an der Ernährung ein, und sie ist es auch, die einzig und allein die innere Deutung abgeben kann. Es wurde dabei anfangs nur viel zu einseitig vorgegangen: Die Ödemkrankheit ist eine echte Stoffwechselkrankheit im weitesten Sinne des Wortes.

Döllner und Boenheim schuldigten in der Hauptsache den Mangel an grünem Gemüse an und stempelten, wie es auch von vielen anderen Seiten geschehen ist, die Krankheit zu einer „Steckrübenkrankheit" oder einer „Kartoffelkrankheit". Dazu ist zu sagen, daß das dabei als fehlend angenommene Chlorophyll wohl sehr wichtig ist, daß es sich aber um eine allgemeine Blutverschlechterung handelt, bei der gerade das Hämoglobin nicht leidet, und daß an der Steckrübenkost vor allem die Einseitigkeit und der Wasserreichtum der schlecht ausnutzbaren Nahrung festzuhalten ist. Außerdem verschwinden im Krankenhause auch bei völlig gemüseloser Kost die Ödeme sofort, wenn man die Patienten zu Bett legt und ihnen eine gemischte Kost reicht. Schon dieser letztere Umstand deutet darauf hin, daß bei den Ödemen zirkulatorische Vorgänge eine große Rolle spielen, die durch Bettruhe ausgeschaltet werden und so ein Verschwinden der letzteren herbeiführen. Daß Luftmangel in Fabriken und Gefängnissen auslösend wirken kann, berücksichtigen schon diese ersten Arbeiten. Maase und Zondek ziehen einen Vergleich mit der Beriberi. Die Ödemkrankheit hat von Anfang an als Avitaminose imponiert und sie hat mitunter auch viel Gemeinsames mit einer solchen, und in einem grundlegenden Umstand hat sich der Vergleich auch als gerechtfertigt erwiesen. Um Beriberi handelt es sich dabei aber nicht, denn es fehlen alle schweren Erscheinungen dieser polyneuritischen Erkrankung am Nervensystem. Es fehlt Harnverminderung mit Uratvermehrung und Indikanurie, es fehlen die schweren Herzerweiterungen und die Pulsbeschleunigung, sowie die Regelmäßigkeit skorbutartiger Blutungen. Es wurden toxische Eiweißabbauprodukte angenommen infolge Fettmangels und durch Fettzulage Heilung erreicht. Dabei entstehen die Ödeme infolge Wasserreichtums der kopiösen Nahrung bei geschädigten Gefäßen, während das Kochsalz selbst bedeutungslos ist. Auch diese Autoren begnügen sich mit der Erklärung der Ödeme und berücksichtigen nicht, daß die Ödeme nur ein Symptom sind, das sogar fehlen kann. In dem Suchen nach der Ursache der Ödeme haben sich überhaupt die meisten Autoren verloren und sind dadurch der Ursache der ganzen schweren komplizierten Störung nicht auf den Grund gekommen. Auch Gerhartz hält das Salz für schadlos, betont die große Wasserzufuhr bei gleichartiger, kohlehydratreicher Nahrung und spricht davon, daß Lipoide ausfallen, daß aber auch bei ihrer Verfütterung keine Änderung eintrete. Fehlende Reize zu Saft- und Enzymbildung werden genannt und eine Übermüdung der den Wasserstoffwechsel besorgenden Gewebszellen ohne Kapillarschädigung angenommen. Es erkrankten auch nach Mitteilung verschiedener Autoren sehr gut genährte Individuen mit genügend Eiweißkost, sofern Weizenvitamine fehlten; setzte man diese zu, so trat Änderung ein. Auf diesem Standpunkt einer Avitaminose steht auch Schiff. Die Nukleinphosphorsäure, in welche Schaumann die Wirksamkeit der als Vitamine bezeichneten stickstofffreien Ringe, die zum Aufbau komplexer Moleküle dienen, verlegt, ist in der Kleie des Getreides eingeschlossen, so daß es nicht recht begreiflich erscheint, wie gerade heute diese Vitamine bei einem Brot fehlen sollen, bei dessen Herstellung in einem früher nie gekannten Umfange die Kleie und alle Schlacken mit verwendet werden. Das in der Tat vorhandene Bindeglied zwischen Avitaminosen und Ödemkrankheit ist die äußerst wichtige Tatsache, daß, wie wir es in früheren Abschnitten schon andeuteten, der Lipoidstoffwechsel aufs schwerste gestört ist, und daß wir dieser Störung die schweren Gefäßschädigungen zuschreiben müssen, denen wir das Auftreten der Ödeme verdanken. Da aber außer dem Ödem mit der Beriberi eine Übereinstimmung nicht besteht, so ist vielleicht darin eine Formulierung zu finden, daß die Ödemkrankheit eine Avitaminose im engeren Sinne des Wortes nicht ist, daß sie aber in ihrem höchstausgebildeten Grade neben der anderen Stoffwechselschädigung auch noch eine so weitgehende Störung des Lipoidstoffwechsels nach sich ziehen kann, daß klinisch das Bild einer Avitaminose entsteht. Das ist die Formulierung, die ich der Avitaminkomponente bei der Beurteilung der Ätiologie der Krankheit geben möchte. Man bedenke auch an dieser Stelle wiederum, daß die Ödeme ganz und gar nicht das charakteristischste, sondern das flüchtigste Symptom der Ödemkrankheit sind.

Kalziummangel wird von einzelnen Autoren betont, und die Hypokalzämie ist ein fast konstant vorhandenes Symptom. Dabei wird aber Kalzium, wie auch Magnesium, im Gegensatz zu Phosphor in genügenden Mengen zugeführt, aber vom Blut nicht festgehalten. Daß das von grundlegender Bedeutung im Gefäßhaushalt ist, versteht sich, und gibt bei der Beurteilung der für die Ödementstehung mitwirkenden Kräfte eine wesentliche Ursache ab. Die Auffassung der Ödemkrankheit als einer innersekretorischen Erkrankung, vielleicht pluriglandulären Charakters, läßt sich nicht halten. Ein Hypothyreoidismus im Sinne Eppingers liegt nicht vor; auch wirkt gerade bei den Ödemkranken Thyreoidin sehr oft gar nicht. Aber auch da, wo es wirkt, beweist es nur, daß eben die ganze Diathese als solche damit in Zusammenhang steht, daß aber die auslösende Ursache in diesem Falle anderswo liegt. Man kann bestenfalls eine gewisse „Umstimmung" des ganzen Organismus durch langdauernde falsche Ernährung zugeben, die den Charakter bleibender Schädigungen annimmt, und welche zur Folge hat, daß diese Herabstimmung sekretorischer und innersekretorischer, meist wohl fermentativer Umsetzungsprozesse (Herabsetzung und Verschwinden der Salzsäure im Magen, Aufhören einer Verdauungsleukozytose, auffallende Torpidität der ergriffenen Individuen usw.) zu einer bleibenden werden kann.

In gleicher Richtung mit Betonung der oder jener Hauptursachen bewegen sich die meisten anderen Erklärungsversuche, und es ist bald der, bald ein anderer Bestandteil der Nahrungsgrundstoffe, dem die Schuld zugeschoben wird. So kam es, daß das Eiweiß von einem, das Fett vom anderen oder die Kohlehydrate vom dritten angeschuldigt wurden. Es hat jeder insofern recht, als sich gute Gründe für alle Erklärungen aufbringen lassen. Ich möchte aber vermeiden, kritisch auf jede einzelne Theorie einzugehen, und auf Grund derselben das ganze schwierige ätiologische Problem der Ödemkrankheit darzustellen. Daß man auf breitester Basis aufbauen und auch den allgemeinen äußeren Verhältnissen eine große Rolle zuschreiben muß, wenn man das Wesen der Ödemkrankheit erklären will, habe ich in den vorhergehenden Abschnitten schon angedeutet.

Es tritt bei seelisch stark mitgenommenen Leuten, dann auch bei geistig minderwertigen Menschen, die oft gleichzeitig eine angeborene Hypoplasie des ganzen Gefäßsystems zeigen, eine gewisse Unterernährung auf, die langsam aber progredient einen Zustand von Inanition vorbereitet. Dabei bestehen möglichst ungünstige äußere Verhältnisse, deren Fehlen in irgendeiner Richtung bei Bessergestellten (reiche Leute, Offiziere, Landbevölkerung) in der Regel den Ausbruch der Krankheit verhindern. Es sind das Luftmangel in Fabriken und Gefängnissen (Gefangene und Schwerstarbeiter stellen das Hauptkontingent der Erkrankten), dann die ganz ungewöhnliche Kälte des Winters 1916—1917 (Soldaten im Felde) bei Kohlenmangel und damit zusammenhängender Feuchtigkeit vieler Wohnungen, eine viel vorhandene Vorbereitung durch chronische Infektionen wie Ruhr, Rekurrens, Malaria, Tuberkulose (z. B. die auch hierher gehörenden enterogenen Ödeme), nervöse Einflüsse, die sich von den leichtesten Störungen bis zu psychiatrischen Krankheitsbildern so stark vermehrt haben (außergewöhnliche Häufigkeit der Ödemkrankheit in Irrenanstalten), wozu noch vereinzelte andere Umstände, wie schlechtes Kauen, Darmkatarrh und direkter Ekel vor einseitiger Nahrung kommen. Gerade die letztgenannten Momente dienen in hervorragender Weise dazu, jede einigermaßen gute Ausnutzung der schon an sich verschlechterten Nahrung zu verunmöglichen. Unter all diesen ungünstigen Verhältnissen mußten die Leute meist noch mehr Arbeit leisten als jemals früher, so daß durch Kälte und Mehrarbeit der kalorische Energieverbrauch noch gegen die Friedenszeit hätte gesteigert werden müssen, während er in Wirklichkeit herabgesetzt war. Die Nahrung selbst war wenig appetitanregend und infolgedessen auch nicht sekretionsbefördernd, sie war einseitig und bestand bei vielen Leuten oft wochenlang aus denselben Gerichten. Dazu kommt die Form derselben, die meist eine breiige oder noch häufiger eine Suppenform war. Diese Form der Nahrung bedingt ohne weiteres einen ganz ungeheueren Wassergehalt, der so weit geht, daß man ruhig das ganze Gewicht der aufgenommenen Nahrung als Wasser rechnen darf. Diese Form der Nahrung bedingt aber auch gleichzeitig einen ungewöhnlichen Salzreichtum derselben, beides Faktoren, die schon aus der Klinik der Nephrosen als ödembefördernd längst bekannt sind. Daraus geht ohne weiteres hervor, daß dieser Wasser- und Salzreichtum sehr geeignet ist, die Ödembereitschaft in ein manifestes Stadium überzuführen. Es hat sich in der Tat auch experimentell durch Knack und Neumann nachweisen lassen, daß einseitige Kost allein keinen Effekt machte, sondern daß erst das Hinzufügen von viel Wasser genügte, die Ödeme zu erzeugen. Es ist uns und anderen gelungen, an Ödemkranken durch Kochsalzgaben, die retiniert wurden, ein echtes Rezidiv des Ödems im Sinne des alten Widalschen Experimentes zu erzeugen. Einmal wurde sogar von Lippmann die Existenz einer Ödemkrankheit ohne Ödeme schlagend dadurch bewiesen, daß es ihm gelang, bei einem kachektischen, aber ödemfreien Individuum durch Kochsalz die Ödeme zu erzeugen. Es muß also das Salz unbedingt eine Rolle spielen, und da es in der Nahrung heute meist schon vermehrt enthalten ist, erscheint es begreiflich, daß nur noch Wasservermehrung dazuzukommen braucht, um Ödeme entstehen zu lassen. Die Kriegskost ist kochsalzreich und relativ kalkarm (relativ in dem Sinn, daß Kochsalz gierig vom Blut zurückgehalten wird — Hyperchlorämie —, während Kalzium vermehrt abgegeben wird — Hypokalzämie —), und da wir wissen, daß Kochsalz gewissermaßen quellend wirkt, indem es Wasser zurückhält, während Kalzium entquellend wirkt, so ist damit ein weiterer Grund für die außerordentliche Neigung zu Ödemkrankheit zu suchen. Nicht unwesentlich sind auch die sehr oft unreif und verdorben oder erfroren genossenen Nahrungsmittel, speziell Kartoffeln, so daß die Menge der Kohlehydratkalorien nur eine scheinbar genügende wird.

Zu allen diesen vorbereitenden Ursachen kommt als Hauptursache die absolute qualitatitve und quantitative Insuffizienz der Nahrung, die sich vor allem in kalorischer Hinsicht geltend macht. Die größte Rolle spielt dabei natürlich die quantitative kalorische Insuffizienz; aber es gibt sichere Fälle, wo gut genährte Leute erkranken, bei denen die quantitative Unterernährung wegfällt, so daß die qualitative als stets mitwirkendes Moment angenommen werden muß. Man muß in solchen Fällen an gefäßschädigende Substanzen denken, die aus dem Zusammenwirken von Salz, Wasserreichtum und Vitaminmangel in der Kost trotz genügender Kalorienzufuhr entstehen. Es fragt sich nun, woher diese ungenügende Kalorienzufuhr kommt. Eiweiß wird meist in Mengen genossen, die weit unter dem angenommenen Minimum stehen oder dasselbe höchstens erreichen. Analysiert man aber dieses Eiweiß, dann ist viel davon pflanzliches Eiweiß, das wohl Asparagin, Glutamin, Leuzin und Tyrosin enthält, bei dem aber Lysin, Histidin und ähnliche Stoffe fehlen. Die Vitamine sind deshalb doppelt wichtig, weil sie stickstoffhaltige Stoffe vom Charakter der Pyrimidinbasen darstellen und durch Abspaltung zur Synthese von Körpersubstanzen verwendet werden. Das ist um so wichtiger, als an und für sich der Körper eine Azyklopoiese hat, d. h. gewisse ringförmige Atomgruppen (zyklische Aminosäuren wie Tryptophan und Tyrosin), welche unersetzliche Nahrungbestandteile darstellen, nicht selbst aufbauen kann. Dieser ungenügenden Eiweißzufuhr steht erhöhend zur Seite ein direkter Zerfall von Körpereiweiß, wie wir ihn in der Abnahme der Muskulatur, dem erhöhten Kreatinspiegel, der Vermehrung des Gesamtazetons, der Kreatininausschwemmung, der Ammoniak- und Harnsäurevermehrung mit eventuellem Auftreten von Milchsäure im Urin bei Verarmung des Blutes an Lipoiden, Neutralfett und Fettsäuren ausgesprochen finden. Aehnliche Erfahrungen machte man schon im Frieden an Hungerkünstlern, ohne Ödeme zu erleben; der Unterschied von Ödemkrankheit zur Friedensinanition muß also darin liegen, daß zum Abbau der letzteren bei der ersteren noch erheblicher Wasser- und Salzreichtum der Nahrung hinzu kommt.

Kohlehydrate sind sehr gute Eiweißsparer, aber auch sie waren gerade in der Zeit, wo die Ödemkrankheit voll ausgebildet vorkam, meist viel zu knapp und vor allem stark minderwertig, so daß sich zum Eiweißmangel und der Eiweißkonsumption auch ein Kohlehydratmangel gesellte. Es gilt das vom Brot, sowie vor allem von den Kartoffeln, die, an sich salzarm, durch die Form, in der sie verabreicht werden, einen starken Salzgehalt bekamen. Die Kartoffel enthält 75 v. H. Wasser, die neben ihr im Uebermaß allgemein verwendete Steckrübe 90 v. H., so daß es verständlich ist, daß selbst voluminöseste Nahrungsmengen nur scheinbar das Bedürfnis deckten, indem sie gewissermaßen mechanisch vorübergehend ein Sättigungsgefühl erzeugten. Wieso man von einer „Kartoffelkrankheit" sprechen konnte, erscheint bei dem gerade damals herrschenden Mangel an diesem Nahrungsmittel unverständlich. Aber auch die „Steckrübenkrankheit" ist eine unberechtigte Erfindung, denn wären noch so viel Steckrüben gegessen worden und dabei aber Eiweiß und Fett in größerer Menge, so hätte daraus nie die für die Erzeugung der Ödemkrankheit nötige kalorische Insuffizienz resultieren können. In der Tat läßt sich auch durch gute kohlehydratreiche Krankenhauskost und Bettruhe allein schon eine Besserung erreichen. Jansen hat Unrecht, wenn er dem Kohlehydratmangel die Schuld an der Ödemkrankheit zubilligt. Es ist das eine viel zu einseitige Erfassung des Problems, und er steht damit auch vereinzelt da, im Gegensatz zu den vielen Autoren, die der kohlehydratreichen Kost die Schuld zumessen. Es erhellt das aus einer späteren Zusammenfassung und steht auch im Widerspruch mit dem, was schon jeder Laie an der damaligen Ernährungslage als fehlerhaft instinktiv herausfühlte. Das Publikum sprach stets von Eiweiß- und Fettmangel und eigentlich nie von Kohlehydratmangel. Es ist allerdings zuzugeben, daß kein Nahrungsbestandteil so oft in minderwertiger Form eingeführt wurde, als gerade Kohlehydrate, die deshalb kalorimetrisch überhaupt nicht mehr annähernd genau zu bestimmen waren, wozu noch der durch meist unbestimmbar hohen Zellulosegehalt bedingte ganz schlechte Ausnutzungswert kommt. Die weitgehende Störung, die auch der Kohlehydratstoffwechsel zeigt, äußert sich durch das Fehlen der Glykogenreserve in Leber und Muskeln; es wird kein Kohlehydrat mehr gespeichert, sondern alles sofort verbrannt. Ein Ersatz des Eiweißes durch Leim, der bis zu einem gewissen Grade, speziell bei starkem Glykokollgehalt Kohlehydrat spart, ist ebenfalls nicht denkbar, da er auch er fehlte, und wir keine Form kennen, in der er gut und in wirklich nützlichen Mengen zuführbar wäre.

Das Fett fehlte in der Kriegsernährung, speziell der betroffenen Bevölkerungsschichten, ganz allgemein, und wo es vorhanden war, wurde es aus zweitklassigen und noch schlechteren Nahrungsmitteln bezogen; Butter und gutes Tierschmalz war nur in geringster Menge vorhanden. Wir sahen schon in Friedenszeiten, wie kachektische und mit Ödemen einhergehende Krankheitsbilder bei schweren Darmtuberkulosen, Ruhr und Amyloid (enterogene Ödeme, Fettstühle bei den betreffenden Erkrankten) entstehen, wenn der Fettstoffwechsel schwer gestört ist durch die Unfähigkeit, das Fett der Nahrung auszunutzen. Das Fett ist der beste Eiweißsparer und neben dem Alkohol das beste Heizmaterial für den Körper. Sein Fehlen in Form einer dauernden Unterbilanz wird selbst bei genügender Eiweißzufuhr schließlich schwer schädigend auf den Körper wirken, so daß es ohne weiteres ersichtlich wird, daß diese Folge um so rascher und schwerer sich geltend macht, wenn gleichzeitig Kohlehydrat- und Eiweißzufuhr ebenfalls reduziert und verschlechtert sind. Die Störung im Fettstoffwechsel ist so auffallend, daß die meisten einseitigen Erklärungsversuche bei ihr ansetzten; es ist im vorhergehenden schon so oft auf diese Verhältnisse eingegangen worden, daß eine nähere Erörterung sich erübrigt. Wir haben, wie weiter oben gezeigt wurde, auch bei darauf gerichteten Untersuchungen an Hallenser Gefängnisinsassen eine ganz überwiegende Unterbilanz im Fetthaushalt feststellen können. Es soll hier nur noch an einer sehr instruktiven Zusammenstellung von Lippmann gezeigt werden, wie stark sich die Ernährungsverhältnisse Ödemkranker von denen unterscheiden, die Rubner als Norm ansieht. Letzterer nimmt 2500 Kalorien als Ernährungsminimum an, während bei den untersuchten Kranken lange Zeit nur 1600 bis 1800 Kalorien gegeben wurden, wobei noch die starke Kälte und die bedeutend vermehrte Arbeit in Anrechnung gebracht werden muß. Diese kalorische Insuffizienz wird noch deutlicher, wenn gleichzeitig der qualitative Faktor berücksichtigt wird, aus dem hervorgeht, daß sowohl Fett als auch fast alle guten Eiweißkörper fehlten oder stark reduziert und durch schlecht ausnutzbare Stoffe ersetzt waren. Es wurde von den erforderlichen 100 v. H. Nahrungsstoffen geliefert:

	bei Rubner	bei Lippmann
durch Milch	8,2	0
„ Käse	1,1	0
„ Eier	0,8	0
„ Brot und Mehl	42,4	48
„ Zucker . . .	7,9	4,2
„ Kartoffeln . .	12,2	etwas unter 8

	bei Rubner	bei Lippmann
durch Butter und Fett	10,7	5,5
„ Fleisch . . .	13	2,8
„ Gemüse usw. .	3,7	1,6
„ Rüben . . .	0	21—30
„ Hülsenfrüchte .	0	9

Was den Lipoidstoffwechsel anlangt, so kommt ihm eine ganz fundamentale Bedeutung bei der Ödemkrankheit zu, und zwar weniger bei ihrer Entstehung, als bei ihrer weiteren Entwicklung. Es sind wohl Eiweiß und Fette in gleicher Weise am Aufbau der Lipoide, von denen vor allem Lezithin und Cholesterin in Betracht kommen und näher studiert sind, beteiligt. Störungen im Eiweiß- und Fettstoffwechsel ziehen also mit der Zeit auch Lipoidveränderungen nach sich. Diese sind nicht nur so zu denken, daß der Aufbau und die Zufuhr von Lipoiden unterbunden und verschlechtert, sondern daß überhaupt keines gebildet wird und mit der Zeit auch die vorhandenen Lipoide wie alle Zellbestandteile unter der falschen Ernährung leiden und (möglicherweise toxisch vom Darm aus durch Resorptionsprodukte) so verändert werden, daß die von ihnen in der Zelle ausgeübte Funktion gestört wird. Man muß sich nur vergegenwärtigen, eine wie wichtige Rolle die Lipoide als Begrenzung des Protoplasmas in den Zellmembranen bei allen physikalisch-chemischen Vorgängen spielen, um zu begreifen, daß ihre Umwandlung oder Zerstörung in den Gefäßwandzellen die schwersten Folgen nach sich ziehen muß, von denen die Entstehung von Ödemen nur äußerlich die am meisten sichtbare Störung der Membranfunktion darstellt. Auch die Hemeralopie und überhaupt Augenhintergrundserscheinungen sind in nicht genau umgrenzter und gesicherter Weise von solchen neurochemischen Prozessen der Lipoidveränderungen abhängig. Wenn man sich an dieser Stelle wieder erinnert, wie es gerade lipoidlösliche Stoffe sind, welche experimentell schwerste hydropische Krankheitsbilder erzeugen, so ist der Gedanke sehr naheliegend, daß das Ödem eine extrarenale Erscheinung ist, die von Schädigung der Zellwände, in diesem Falle vorwiegend in den Gefäßen, abhängig ist, und es erklärt sich unter diesem Gesichtswinkel auch, warum es Ödemkranke ohne Ödeme gibt. Es sind das nur quantitative Unterschiede. Sowie zu den durch die Unterernährung bei Mehrbeanspruchung gesetzten Schädigungen noch eine die Grenze der natürlichen Kompensationsmöglichkeit überschreitende Gefäßschädigung kommt, entwickelt sich das Ödem, d. h. es bildet sich neben der Inanition noch ein Bild aus, das einer Avitaminose klinisch zu vergleichen ist. Wenn wir Membranschädigung durch Lipoidmangel und Avitaminose hier gewissermaßen einander gleich setzen, so ist das eine unbewiesene Annahme; es ist aber sehr leicht denkbar und bis zu einem gewissen Grade sogar wahrscheinlich, daß Lipoide und Vitaminstoffe zu einer Gruppe gehören, bei der der Phosphorgehalt die ausschlaggebende Rolle spielt. Es wäre, von diesem Standpunkte aus betrachtet, eine Ödemdiathese nichts anderes, als eine Hypoplasie der lipoiden Elemente der Zellen, bei deren Schädigung die Diathese manifest wird. Daß die Vitamine vor allem in den Bedeckungen der Nahrungsmittel zu suchen sind, und daß Kranke mit Ödemen so oft ein asthenisches Gefäßsystem zeigen, paßt sehr gut zu dieser Annahme. Durch relative Kalkarmut wird die Ausbildung des Krankheitsbildes noch weiter unterstützt, durch Ueberbelastung mit Kochsalz und Wasser, sowie stark energieverbrauchende Verhältnisse wie Kälte, schwere Arbeit usw. seine Ausbreitung und seine ganzen klinischen Erscheinungen verschlimmert. Wir können somit den Standpunkt Eppingers nicht teilen, der eine stark erhöhte Eiweißdurchlässigkeit der Gefäßwände als Grundursache der Ödeme annimmt und die Ursache dafür nur in die Thyreoidea verlegt. Wir sind der Meinung, daß das Fehlen jeder Gruppe hochwertiger, sich am Körperabbau und Aufbau beteiligender lebenswichtiger Stoffe, zu denen die Lipoide ebensogut gehören, wie das Thyreoglobulin und das Nukleoproteid der Schilddrüse, gleiche Folgen auf die Zellwände und ihre Funktionen im Stoffaustausch haben kann und wird.

Zusammenfassend ist also folgendes festzustellen: Die Ödemkrankheit ist eine Stoffwechselkrankheit. Durch langdauernde kalorische Insuffizienz der Nahrung wird der Boden zu einem echten Inanitionszustand geschaffen, und zwar ist diese Insuffizienz eine vorwiegend quantitative, die aber durch eine qualitative noch erhöht wird. Die erstere kann bald mehr vom Eiweiß-, bald mehr vom Fett-, bald mehr vom Kohlehydratanteil der Nahrung abhängig sein; in der Regel sind wohl alle Anteile daran beteiligt. Die letztere ist vorwiegend bedingt durch die Minderwertigkeit des Materials, aus dem die wichtigsten Nahrungsmittel geliefert werden, aus dessen oft verdorbenem Zustand und der schlechteren Ausnutzungsmöglichkeit, die von verschiedenen, im Körper selbst gelegenen Umständen abhängig ist, sowie vor allen Dingen von der Form der Nahrung die eine salzreiche und außergewöhnlich wasserreiche ist. Zu allen diesen primären Ursachen kommen die verschiedensten verschlechternden und superponierenden äußeren Faktoren (Kälte, Mehrarbeit usw.), sowie eine Kalkarmut und

eine aus allen geschilderten Faktoren schließlich resultierende schwere
Gefäßschädigung durch Veränderung der Lipoidbestandteile der Zellmembranen, die sich dem Inanitionsbild als ein avitaminoser Symptomenkomplex aufpfropft und letzten Endes zu Ödemen und damit
zu dem voll ausgebildeten klinischen Bilde der Ödemkrankheit führt.
Die Hydrämie, die Hypoglykämie, die Hypalbuminose, die Hypokalzämie, das Auftreten der pathologisch vermehrten Stickstoffsub-
stanzen im Urin und Blut bei gleichzeitiger Herabsetzung von Fett-
und Lipoidsubstanz, das Aufzehren der Glykogenreserven, die Abmagerung usw. sind der Ausdruck des weitgehendsten Abbaues und
Zerfallprozesses, und dieser primären Gewebsalteration folgt sekundär
eine schwere Schädigung der Zellwände infolge Lipoidveränderungen
und der damit verbundene pathologische Wasseraustritt in die Gewebe.
Ich möchte glauben, daß durch diese quantitativ und qualitativ ungenügende und unzweckmäßig zusammengesetzte Ernährung als drittes
Moment Abbauprozesse am eigenen Körper geschaffen werden, die,
ähnlich den hypothetischen Blaptinen und Lysinen, die Volhard den
nephrotischen Ödemen zngrunde legt, die schweren Lipoid- und dadurch bedingten Gefäßschädigungen herbeiführen, so daß es sich um
eine ähnliche Autointoxikation handelt, wie beispielsweise beim Ileus
oder der Urämie. Es läßt sich dadurch die Wirkung auf den Puls
erklären, die auch im experimentellen Hunger schon immer beobachtet
worden ist, es erklärt sich dadurch die Gefäßdurchlässigkeit infolge
der Lipoidveränderungen, welche den Vergleich mit der Beriberi ver-
anlaßt hat, und es erklärt sich letzten Endes dadurch auch die funktionelle Nierenstörung, die sich in der Polyurie äußert. Diese Störung
ist eine reine Hyperfunktion mit Fehlen aller klinischen Zeichen einer
Nephropathie und ist gekennzeichnet durch eine auffallende Hyperämie der an sich auch die allgemeine Körperatrophie mitmachenden
Nieren bei der Sektion (die einen Ausdruck kompensatorischer Ein-
wirkung bei Mehrbelastung darstellt), sowie durch mikroskopische
Befunde, die zwar nicht einer pathologisch-anatomisch voll charakteri-
sierten Erkrankungsform entsprechen, die aber auf eine deutliche
Hyperfunktion hinweisen. Es finden sich vereinzelte hyaline Zylinder
in den Tubuli recti und Henleschen Schleifen, es findet sich ein
sulziges Exsudat in einzelnen Fällen im Kapselraum, die Glomeruli
sind prall gefüllt, die Epithelien der geraden Harnkanälchen niedrig
und haben als Ausdruck einfacher Atrophie stark färbbare Kerne,
und die Epithelien der gewundenen Harnkanälchen sind regelmäßig
etwas trüb geschwellt, gelegentlich sogar mit Fett infiltriert, während

entzündliche Erscheinungen völlig fehlen. Man muß demnach annehmen, daß die funktionelle Störung entweder Vorgänger einer anatomischen Störung ist und ihr Kompensationsstadium darstellt oder, und das ist in diesem Falle das Wahrscheinlichere, daß diese leichten Veränderungen nur ein Ausdruck der allgemeinen Zellschädigung sind, die auch die Niere ergreift, welche trotzdem gut weiter funktioniert, und sogar eine ganz erstaunliche Mehrarbeit zu bewältigen imstande ist. Auf alle Fälle erscheint es aber vor allen Dingen bewiesen, daß das Ödem rein extrarenal entstanden ist, wie die Ödemkrankheit überhaupt als ein Massenexperiment zum endgültigen Beweis der extrarenalen Genese der Ödeme aufgefaßt werden kann.

Die Fälle von Ödemkrankheit ohne Ödeme sind damit auch zufriedenstellend zu erklären. Es sind das einerseits diejenigen Fälle, wo es zu Lipoidveränderungen höheren Grades überhaupt noch nicht gekommen ist oder wo andererseits die betreffenden Schädigungen bis zu den allerhöchsten Graden von Abbau und Zerfall der Gewebe führen, wo aber das fragliche (gefäßschädigende) Produkt, das durch die Stoffwechselstörung möglicherweise entsteht, nicht auch gleichzeitig lipoidotrop ist. Vor allem sind es aber solche Fälle, denen eine Ödembereitschaft im Sinne unserer Diathese überhaupt fehlt. Die Ödemkrankheit, die also eigentlich diesen Namen zu Unrecht führt, weil er ihr eigentliches inneres Wesen nicht umfaßt, gehört demnach zu denjenigen Krankheiten, bei denen wir im Laufe ihres genaueren Studiums und des Eindringens in ihr Wesen dazu gekommen sind, ursprünglich kardinale Symptome als nebensächlich anzusehen und so die Diagnose von ihnen unabhängig zu machen. In diesem Falle kann man von einer Forme fruste sprechen, wie beim Basedow, dessen Diagnose heute von der unbedingten Forderung der Trias: Struma, Tachykardie und Exophthalmus unabhängig geworden ist, und befindet sich damit in Uebereinstimmung mit vielen anderen inneren Krankheiten, bei denen man gelernt hat, sogenannte Kardinalsymptome als für die Diagnose unnötig zu erachten. Erst dann wird man zur Einsicht kommen, wie häufig eigentlich die „Ödemkrankheit", wenn auch nur in rudimentärer Form, ist, wenn man ihre Diagnostik nicht mehr vom Ödem abhängen läßt, genau wie man sich von der Diagnose eines Magenkarzinoms durch das Vorhandensein von viel freier Salzsäure oder Sarzine, von der Diagnose einer Darmtuberkulose durch das Fehlen von Durchfällen nicht abhalten lassen wird oder sich keinesfalls scheuen wird, eine multiple Sklerose zu diagnostizieren, wenn auch die für diese Erkrankung als klassische Trias geltenden Symptome fehlen.

Therapie.

Für die Mehrzahl der Erkrankten ist die Therapie in wenigen Worten abzumachen: Bettruhe und einfache, nicht zu reichliche, gemischte Krankenhauskost. Die Bettruhe, die für die schweren Fälle unbedingt erforderlich ist, erweist sich auch für alle leichten Fälle als sehr förderlich, da dadurch die schädigenden zirkulatorischen Momente mit einem Schlage ausgeschaltet werden. Die Ödemkrankheit verhält sich in dieser Beziehung wie alle Stoffwechselerkrankungen, denen die Bettruhe förderlich zu sein pflegt. Die Ödeme verschwinden oft in einem Tage schon gänzlich. Sehr wichtig ist eine gewisse gleichmäßige Wärme im Zimmer; 18° dürfte das Optimum sein. Im Sommer hat man die Krankheit im allgemeinen überhaupt verschwinden sehen.

Die Hauptrolle spielt die Ernährung, die ein gewisses Kaloriengleichgewicht der verschiedensten Nahrungsstoffe herstellen muß, um sofort Erfolg zu haben. Die Ödemkrankheit gesellt sich damit zu jenen Krankheiten, die lediglich durch diätetische Maßnahmen in spezifischer Weise beeinflußt werden können, wie z. B. der Skorbut und die Möller-Barlowsche Krankheit. Die Kalorientafel spielt eine große Rolle bei unserem therapeutischen Handeln. Es empfiehlt sich vor allem jedes Vermeiden von Überfütterung, da der Körper erst langsam daran gewöhnt werden muß, gewissermaßen schrittweise vorgehend, wieder zu einer quantitativ und qualitativ suffizienten Nahrung zurückgeführt zu werden. Vor allem ist Vorsicht in der Zuteilung der Eiweißstoffe geboten, damit der Niere nicht zu viel auf einmal zugemutet und damit die Möglichkeit von Stickstoffretention gegeben wird. Hat man den Augenblick gut abgepaßt, an dem das Reststickstoffgleichgewicht wieder hergestellt ist, was nur durch chemische Untersuchungen bewerkstelligt werden kann, dann kann man wieder weniger vorsichtig und streng vorgehen. Es ist im großen und ganzen erstaunlich, wie groß die Anpassungsfähigkeit und die Toleranz des Körpers gegenüber den ihm zugemuteten falschen Verordnungen ist, so daß meist weitgehendste Besserung selbst dann eintritt, wenn bei allgemein richtigem Ernährungsplan in Einzelheiten gefehlt wird. Aus dem Vorhergesagten ergibt sich ohne weiteres, daß die Kostform möglichst wasserarm sein muß; die Niere hat schon reichlich damit zu tun, die vielen Liter Flüssigkeit auszuscheiden, die ihr bei beginnender Ausschwemmung täglich aus den Geweben zugeführt werden. Daß aber Wasserzufuhr nicht direkt schädlich ist, sondern ähnlich, wie beim Volhardschen Wasserstoß einen direkt diuretischen Effekt haben kann, beweisen die oft enorm überschießenden Zahlenwerte bei den angestellten Wasserversuchen. Man wird die Nahrung auch zweckmäßigerweise möglichst salzlos gestalten, ist aber nicht an ein so strenges Regime gebunden, weil die Niere enorm viel Kochsalz ausschwemmt und somit auch noch eine kleine Zulage durch die Nahrung ohne weiteres erträgt, so daß dem Patienten die meist als qualvoll empfundene salzfreie Diät erleichtert werden kann. Immerhin wird man, solange der Kranke sie gern nimmt, eine kochsalzarme Trockendiät mit Vorteil anwenden, sie aber aus den vorher genannten Erwägungen sofort absetzen, wenn infolge Widerwillens gegen die eintönige Nahrung der zur Heilung dringend notwendige Appetit zu leiden anfängt. Will man ein Übriges tun, so kann man der Diät die sehr vitaminreiche Hefe zusetzen. Auch wird man sein besonderes Augenmerk darauf richten, daß die zugeführten Kohlehydrate einwandfrei sind. Grüne Gemüse werder mit großem Vorteil in den Kostzettel der Ödemkranken aufgenommen, da sie relativ kalziumreich sind und mit ihrem Chlorophyll außerdem stimulierend auf die Blutbildung wirken. Will man für den Kalziumstoffwechsel etwas tun, so kann man solches in irgendeiner Form medikamentös zuführen, obwohl dieses Vorgehen wissenschaftlich nicht begründet werden kann.

Die medikamentöse Therapie der Ödemkrankheit spielt eine untergeordnete Rolle. Die meisten Ödemkranken hatten draußen Digitalis in großer Menge bekommen, ein Vorgehen, das eine gewisse Schematisierung im Verordnungssystem der meisten Aerzte beweist, was aber pharmakologisch keinesfalls zu rechtfertigen ist, um so mehr, als bei der ohnehin vorhandenen dauernden Bradykardie man hier gar keinen Anhaltspunkt für die Wirksamkeit der Digitalis bekommt. Sie wirkt zwar auf dem Umwege über das Herz auch diuretisch, da aber die Bettruhe fast immer allein schon enorm diuretisch wirkt, so ist der Indikation einer Herzbehandlung mit der Bettruhe völlig Genüge geschehen. Wir haben unsere Ödemkranken, von den ersten Fällen an, nur ins Bett gelegt, ohne irgendein Medikament zu geben, und haben sie diätetisch behandelt und sind mit dieser Therapie vollständig ausgekommen. Späterhin haben wir versuchshalber in hartnäckigen Fällen auch Thyreoidin angewendet, haben aber davon im großen und ganzen keinen auffallend besseren Effekt gesehen, als von jedem anderen Diuretikum. Ich möchte nicht verfehlen, an dieser Stelle ein Vorkommnis zu erwähnen, das das Vorhergesagte sehr gut illustriert. Bei einem schwer Ödemkranken hatte ich Thyreoidin verordnet, derselbe hatte aber infolge eines Mißverständnisses von seiten der Schwester, die gleichzeitig einen Basedowkranken mit Antithyreoidin behandeln sollte, etwa eine Woche lang gleichfalls das letztere bekommen und hatte dabei glänzend ausgeschwemmt, ein Vorkommnis,

das aufs deutlichste die Souveränität der Bettruhe über alle medika-
mentösen Verordnungen beweisen kann. Auch vom Hypophysin habe
ich keinen Nutzen gesehen und möchte annehmen, daß der ganze
Wert der organotherapeutischen Präparate wohl nur in ihrer allgemein
roborierenden Wirkung zu sehen ist. Ein Analogon dazu bietet die
Amenorrhoe, die auch im Frieden hauptsächlich bei asthenischen,
schlecht genährten und bleichsüchtigen Individuen vorkommt und
durch Organotherapie als roborierendes Mittel beeinflußt werden kann.
Wir haben ja auch festgestellt, daß wir gar keinen Grund haben,
eine endokrine oder eine pluriglanduläre Störung anzunehmen. Es
ist selbst für das vorgeschrittene Stadium fraglich, ob eine poly-
glanduläre Hormoninsuffizienz durch das Fehlen der Fermente als orga-
nischer Katalysatoren (Thyreoidin, Hypophysin, Adrenalin) vorliegt,
denn durch eine solche würde eine Sympathikushemmung geschaffen,
während es sich bei den geschilderten Symptomen am Kreislaufe um
eine rein sinusoidale und nicht um eine vagale Bradykardie handelt.
Diuretika möchte ich immer als Ultimum refugium bezeichnen; sie
sind im großen und ganzen bei der Ödemkrankheit nicht ausschlaggebend wirksam, während die eigentlichen Herzmittel, wenn einmal
Herzschwäche eintritt, alle vollständig versagen und damit beweisen,
daß die primäre Ursache mit Sicherheit nicht am zentralen Kreislaufs-
organ selbst ansetzt. In solchen Fällen dürfte, wenn man überhaupt etwas
tun will, das Gegebenste eine 10—20proz. intravenöse Zuckerinfusion sein.

Symptomatische therapeutische Maßnahmen kommen nur in Frage,
wenn eine sekundäre Anämie eine Behandlung mit Eisen und Arsen
erfordert oder wenn eine Amenorrhoe vorliegt. Vor Punktion der
Ergüsse möchte ich dringend warnen, da dieselben bei genügender
Geduld schließlich immer verschwinden, und weil die lebensgefährliche
Bedrohung durch Infektion gerade bei Ödemkrankheiten am deletärsten
und das Hinzutreten einer hämorrhagischen Diathese bei der Punktion
von Hautödemen mehrfach beobachtet ist.

Nachtrag.

Die Arbeit war seit Monaten druckfertig, als die im Literaturverzeich-
nis unter Nr. 117—119 angeführten Arbeiten von Lewy, Rosenthal, und
Rosenthal und Patrzek erschienen. Dieselben waren mir ein wert-
voller Hinweis und eine Bestätigung meiner rein theoretisch ge-
wonnenen Ansicht von der führenden Rolle der Störungen des Lipoidstoffwechsels bei der Entstehung der Ödeme der Ödemkranken. Leider
hatten mir seinerzeit Mangel an Zeit und die Unmöglichkeit, während
der Hungerblockade Tierversuche anzustellen, verboten, diese mich so

außerordentlich beschäftigende Frage auch experimentell in Angriff zu nehmen und meine Theorie durch Versuche zu stützen.

Die Nr. 132 des Literaturverzeichnisses ist mir nachträglich als einzige französische Mitteilung bekannt geworden. Es hat sich dabei aber offenbar nicht um Kriegsödeme, sondern um echte dysenterische Oedeme gehandelt.

Eine ganz neue Arbeit von F. L. Meyer (Nr. 138) weist unter Zuziehung eingehender pathologischer Studien auf idiopathische Ödeme im Säuglingsalter hin. Das führte mich zu nochmaligem Eingehen auf die diesbezügliche Literatur. Die pädriatrischen Arbeiten Nr. 133 bis 141, vor allem die von Cassel, Meyer, Stöltzner und Wiedemann, waren mir eine erneute Stütze für die Annahme, daß solche rein auf Ernährungsstörungen beruhende Ödemzustände (eventuell gepaart mit einer organischen Erkrankung oder als enterogene Ödeme bei Darmleiden) auch gänzlich außerhalb von Kriegsverhältnissen vorkommen. Meyer vertritt ebenfalls einen konstitutionelle Momente stark berücksichtigenden Standpunkt, Fragen, auf die im Speziellen eine spätere Arbeit eingehen wird.

Auf die heute im Vordergrund des Interesses stehende Frage der Knochenerkrankungen infolge Unterernährung bin ich absichtlich nicht eingegangen; eine weitere Mitteilung, die vor allem andere Gesichtspunkte berücksichtigen soll, wird mir voraussichtlich dazu Gelegenheit geben.

Literaturverzeichnis.

1. Baucke, Über eigenartige Ödembildungen und Bradykardie. Berl. klin. Wochenschr. 1918. Nr. 52. S. 1238.
2. Bauer, Rich., Diskussionsbemerkung zum Vortrag von Falta (Wiener Ärztegesellschaft vom 19. 10. 1917). Wiener klin. Wochenschr. 1917. Nr. 48. S. 1530.
3. Becker, Ärztlicher Verein zu Hamburg vom 29. 6. 1915. Ref. Münch. med. Wochenschr. 1915. Nr. 28. S. 954.
4. Bönheim, Beitrag zur Frage der Kriegsnährschäden. Ebenda. 1917. Nr. 27. S. 873.
5. Brauer, Verhandlungen des ärztlichen Vereins zu Hamburg vom 3. 7. 1917. Ref. Ebenda. 1917. Nr. 32. S. 983.
6. Brosch, Was ist die Kriegsnephritis? Wiener med. Wochenschr. 1917. Nr. 4. S. 193 u. Nr. 5. S. 241.
7. Budzynski und Chelkowski, Przeglad Lekarski. 1915. Bd. 54. H. 1 u. 2. Zit. von Knack.
8. Bühler, Hamburger ärzlicher Verein vom 29. 6. 1915. Münch. med. Wochenschr. 1915. Nr. 28. S. 955.
9. David, Antrittsvorlesung an der Universität Halle. 23. 3. 1918.

10. Döllner, Falsche Ernährung — grüne Gemüse! Münch. med. Wochenschr. 1917. Nr. 20. S. 649.

11. Dreyer und Jürgens, Zit. von Nocht im ärztlichen Verein zu Hamburg vom 29. 6. 1915. Ebenda. 1915. Nr. 28. S. 954.

12. Epstein, Zit. von R. Schmidt in der wissenschaftlichen Gesellschaft Deutscher Ärzte in Böhmen. Sitzung vom 8. 1. 1917. Med. Klinik. 1917. Nr. 36—38.

13. Erismann, Zit. bei Nocht.

14. Fahr, Hamburger ärztlicher Verein vom 29. 6. 1915. Münch. med. Wochenschrift. 1915. Nr. 28. S. 955.

15. Falta, Über das Kriegsödem. Wiener klin. Wochenschr. 1917. Nr. 52.

16. Derselbe, Vortrag im ärztlichen Verein zu Wien vom 19. 10. 1917. Ebenda. Nr. 48. S. 1533.

17. Falta und Quittner, Über den Chemismus verschiedener Ödemformen. Ebenda. 1917. Nr. 38. S. 1189.

18. Feigl, Neue Beiträge zur deskriptiven Biochemie gewisser Ödemzustände. Untersuchungen an Blut und Serum. Biochem. Zeitschr. Bd. 85. S. 365.

19. Fischl, Diskussionsbemerkung zum Vortrag von R. Schmidt. Med. Klinik. Wiener Ausgabe. Nr. 36—37.

20. Flesch, Diskussionsbemerkung zum Vortrag von Falta. Wiener klin. Wochenschr. 1917. Nr. 48. S. 1532.

21. Forschbach, Eigenartige schwere Entkräftungszustände mit Bradykardie. Sitzung der schlesischen Gesellschaft für vaterländische Kultur (Med. Sektion) vom 8. 6. 1917. Ref. Med. Klinik. 1917. Nr. 28. S. 774.

22. Fränkel, Sitzung des ärztlichen Vereins zu Hamburg vom 29. 6. 1915. Münch. med. Wochenschr. 1915. Nr. 28. S. 955.

23. Franke und Gottesmann, Ödemkrankheit — eine analbuminurische Nephropathie. Wiener klin. Wochenschr. 1917. Nr. 32. S. 1004.

24. Dieselben, Akute funktionelle Nierenadynamie — akute analbuminurische Nierenentzündung? Zeitschr. f. klin. Med. Bd. 82. S. 281.

25. Fuchs und Grätzer, Über eine typische Kriegsavitaminose und atypische frustre Avitaminosenform. Wiener med. Wochenschr. 1917. Nr. 44. S. 1942.

26. Gerhartz, Eine essentielle bradykardische Ödemkrankheit. Deutsche med. Wochenschr. 1917. Nr. 17. S. 514.

27. Habetin, Diskussionsbemerkung zum Vortrag von Falta. Wiener. klin. Wochenschr. 1917. Nr. 48. S. 1532.

28. Hach, Zur Frage der Ernährungsschädigung und der Hungerkrankheit. Deutsche med. Wochenschr. 1918. Nr. 36. S. 996.

29. Hess, Über bradykardische Dekompensation. Wiener klin. Wochenschr. 1918. Nr. 7. S. 182.

30. Hofmann, Über eine eigenartige Form der Polyurie. Wiener med. Wochenschrift. 1917. Nr. 15. S. 700.

31. Hofstetter, Diskussionsbemerkungen zum Vortrag von Falta. Wiener klin. Wochenschr. 1917. Nr. 48. S. 1552.

32. Holzhausen, Die Deutschen in Rußland 1812.

33. Hülse, Die Ödemkrankheit in den Gefangenenlagern. Münch. med. Wochenschrift. 1917. Nr. 28. S. 921.

34. Derselbe, Pathologisch-anatomische Untersuchungen über die Ursachen der Ödemkrankheit. Wiener klin. Wochenschr. 1918. Nr. 1. S. 7.

35. Derselbe, Untersuchungen über Inanitionsödeme. Virch. Arch. 1918. Bd. 225. S. 234.

36. Jakobsthal, Verhandlungen des ärztlichen Vereins zu Hamburg vom 3. 7. 1917. Deutsche med. Wochenschr. 1917. Nr. 51. S. 1605.

37. v. Jaksch, Diskussion zum Vortrage von R. Schmidt. Med. Klinik. Wiener Ausgabe. 1917. Nr. 36—38.

38. Derselbe, Ödemkrankheit. Wiener med. Wochenschr. 1918. Nr. 23.

39. Jansen, Kalkstudien am Menschen. Deutsches Arch. f. klin. Med. 1917. Bd. 125. S. 16.

40. Derselbe, Untersuchungen über Stickstoffbilanz bei kalorienarmer Ernährung. Ebenda. Bd. 124. H. 1. S. 1.

41. Derselbe, Untersuchungen über Stoffumsatz bei Ödemkranken. Münch. med. Wochenschr. 1918. Nr. 1. S. 10.

42. Derselbe, Blutbefunde bei Ödemkranken. Ebenda. 1918. Nr. 34. S. 925.

43. Derselbe, Über die Ödemkrankheit. Vortrag im ärztlichen Verein zu München am 15. 5. 1918. Bisher unveröffentlicht.

44. Jürgens, Besteht ein Zusammenhang der Ödemkrankheiten in den Gefangenenlagern mit Infektionskrankheiten? Berl. klin. Wochenschr. 1916. Nr. 6. S. 210.

45. Knack, Zur Diagnose des Rekurrensödems. Wiener klin. Wochenschr. 1916. Nr. 32. S. 1015.

46. Derselbe, Über Hungerödem. Zentralbl. f. innere Med. 1916. Nr. 43.

47. Knack und Neumann, Beiträge zur Ödemfrage. Deutsche med. Wochenschrift. 1917. Nr. 29. S. 901.

48. Köllreuter, Zit. bei Holzhausen.

49. Kozniewski, Med. i. kron lek. 1917. Zit. bei Franke und Gottesmann.

50. Küssner, Über hydropische Anschwellungen unklaren Ursprungs. Berl. klin. Wochenschr. 1889. S. 341.

51. Lange, Über das Auftreten eigenartiger Ödemzustände. Deutsche med. Wochenschr. 1917. Nr. 28. S. 876.

52. Levy, Beobachtungen über Rückfallfieber. Münch. med. Wochenschr. 1915. Nr. 37. S. 1264.

53. Lichtwitz, Verhandlungen des ärztlichen Vereins zu Hamburg vom 3. 7. 1917. Deutsche med. Wochenschr. 1917. Nr. 51. S. 1605.

54. Lippmann, Über die Ödemkrankheit. Zeitschr. f. ärztl. Fortbild. 1917. Nr. 18. S. 478.

55. Derselbe, Verhandlungen des ärztlichen Vereins zu Hamburg vom 3. 7. 1917. Ref. Deutsche med. Wochenschr. 1917. Nr. 51. S. 1605.

56. Löwenthal, Die Rekurrensepidemie zu Moskau im Jahre 1894. Deutsches Arch. f. klin. Med. 1896. Bd. 57. S. 410.

57. Maase und Zondek, Über eigenartige Ödeme. Deutsche med. Wochenschr. 1917. Nr. 16. S. 484.

58. Dieselben, Das Kriegsödem. Berl. klin. Wochenschr. 1917. Nr. 36. S. 861.

59. Maliwa, Bemerkungen zur Ödemkrankheit. Wiener klin. Wochenschr. 1917. Nr. 47. S. 1477.

60. Derselbe, Über die sogenannte Ödemkrankheit (Entkräftigungskrankheit). Ebenda. 1918. Nr. 35. S. 957.

61. Mester, Über asthenische Reaktionen. Ebenda. 1918. Nr. 5. S. 132.

62. Morawitz, Ödemkrankheit mit Hautatrophie. Greifswalder medizin. Verein vom 15. 6. 1918. Ref. Deutsche med. Wochenschr. 1918. Nr. 39. S. 1095.

63. Nocht, Verhandlungen des ärztlichen Vereins zu Hamburg vom 29. 6. 1915. Münch. med. Wochenschr. 1915. Nr. 28. S. 954.

64. Derselbe, Verhandlungen des ärztlichen Vereins zu Hamburg vom 3. 7. 1917. Deutsche med. Wochenschr. 1917. Nr. 51. S. 1605.

65. Oberndorfer, Pathologisch-anatomische Erfahrungen über innere Krankheiten im Felde. Münch. med. Wochenschr. 1918. Nr. 43. S. 1191.

66. Oszacki, Demonstration eines Falles von Ödemkrankheit. Tow. lek. Krakowskie. Sitzung vom 18. 4. 1917. Zit. von Franke und Gottesmann.

67. Paltauf, Diskussionsbemerkungen zum Vortrag von Falta. Wiener klin. Wochenschr. 1917. Nr. 46. S. 1470.

68. Petényi, Beiträge zur Pathologie der Ödemkrankheit. Ebenda. 1918. Nr. 34. S. 953.

69. Pötter, Hämoglobingehalt im Blut Leipziger Schulkinder vor und während der Zeit des Krieges. Deutsche med. Wochenschr. 1917. Nr. 19. S. 590.

70. Pringle, Maladies des armées. Paris 1755. Kgl. Bibliothek Berlin. Kn9. 496.

71. Prym, Allgemeine Atrophie, Ödemkrankheit und Ruhr. Deutsche med. Wochenschr. 1918. Nr. 20. S. 544.

72. Reach, Kriegsödem und endokrine Hodenfunktion. Wiener klin. Wochenschrift. 1918. Nr. 47. S. 1249.

73. Reiche, Rekurrenserkrankung und ihre Behandlung mit Salvarsan. Münch. med. Wochenschr. 1915. Nr. 40. S. 1343.

74. Reinhard, Röntgenbefunde bei beriberiartigen Erkrankungen. Arch. f. Schiffs- u. Tropenhyg. 1916. Nr. 1. S. 1.

75. Rietschel, Die Kriegsenuresis und ihre Beziehungen zum Salz- und Kohlehydratstoffwechsel (nebst Bemerkungen über die Ödemkrankheit). Münch. med. Wochenschr. 1918. Nr. 26. S. 693.

76. Rubner, Über die Volksernährung im dritten Kriegsjahr. Zeitschr. f. ärztl. Fortbild. 1917. Nr. 6. S. 137 u. Nr. 7. S. 175.

77. Rumpel, Hamburger ärztlicher Verein vom 29. 6. 1915. Münch. med. Wochenschr. 1915. Nr. 28. S. 954.

78. Derselbe, Referat über Ödemkrankheit im Hamburger ärztlichen Verein vom 3. 7. 1917. Deutsche med. Wochenschr. 1917. Nr. 51. S. 1605.

79. Derselbe, Rekurrens und Ödeme. Berl. klin. Wochenschr. 1916. Nr. 18. S. 480.

80. Derselbe, Zur Ätiologie der Ödemkrankheiten in russischen Gefangenenlagern. Münch. med. Wochenschr. 1915. Nr. 30. S. 1021.

81. Rumpel und Knack, Dysenterieartige Darmerkrankungen und Ödeme. Deutsche med. Wochenschr. 1916. Nr. 44—47.

82. Sanitätsberichte über die deutschen Heere 1870—1871. H. 6.

83. Simmonds, Ärztlicher Verein zu Hamburg vom 29. 6. 1915. Münch. med. Wochenschr. 1915. Nr. 28. S. 954.

84. Sittmann und Siegert, Zur Frage des gehäuften Auftretens von Wassersucht. Ebenda. 1916. Nr. 31. S. 1130.

85. Schiff, Über das gehäufte Auftreten einer eigenartigen Ödemkrankheit. Wiener med. Wochenschr. 1917. Nr. 22. S. 975.

86. Derselbe, Zur Pathologie der Ödemkrankheit. Ebenda. 1917. Nr. 48. S. 2133.

87. **Derselbe**, Diskussion zum Vortrage von Falta. Ebenda. 1917. Nr. 44. S. 1406 u. Nr. 46. S. 1533.

88. **Schittenhelm und Schlecht**, Über Ödemkrankheit mit hypotonischer Bradykardie. Berl. klin. Wochenschr. 1918. Nr. 48. S. 1138.

89. **Schlesinger**, Diskussion zum Vortrag von Falta. Wiener klin. Wochenschrift. 1917. Nr. 48. S. 1531.

90. **Schmidt, Rudolf**, 3 Fälle von essentiellem bradykardischem Ödem. Wissenschaftliche Gesellschaft deutscher Ärzte in Böhmen. Sitzung vom 8. 6. 1917. Deutsche med. Wochenschr. 1917. Nr. 37. S. 1184 u. Med. Klinik. 1917. Nr. 38.

91. **Schütz**, Diskussion zum Vortrag von Falta. Wiener klin. Wochenschr. 1917. Nr. 48. S. 1531.

92. **Stähelin**, Ein Fall von allgemeinem idiopathischem Ödem mit tödlichem Ausgang. Zeitschr. f. klin. Med. 1903. Bd. 49. S. 461.

93. **Strauß**, Die Hungerkrankheit. Med. Klinik. 1915. Nr. 31. S. 854.

94. **Töpfer**, Ursache und Übertragung der Kriegsnephritis. Ebenda. 1917. Nr. 25. S. 678.

95. **Versmann**, Ärztlicher Verein zu Hamburg vom 3. 7. 1917. Deutsche med. Wochenschr. 1917. Nr. 51. S. 1605.

96. **Volbrecht-Wieting**, Kriegsärztliche Erfahrungen. Berlin 1914.

97. **Wätzold**, Die Ödemkrankheit. Sammelber. i. d. Therapie d. Gegenwart. 1918. H. 1 u. 2.

98. **Wagner**, Die sogenannte essentielle Wassersucht. Deutsches Arch. f. klin. Med. 1887. Bd. 41. S. 509.

99. **Walko**, Über das Rückfallfieber. Wiener klin. Wochenschr. 1915. Nr. 19.

100. **Wassermann**, Über hochwertige Erythrozyten- und Hämoglobinbefunde bei Kriegern. Münch. med. Wochenschr. 1918. Nr. 34. S. 927.

101. **Weibel**, Diskussion zum Vortrag von Falta. Wiener klin. Wochenschr. 1917. Nr. 45. S. 1439.

102. **Weltmann**, Beitrag zur Klinik der sogen. Ödemkrankheit. Ebenda. 1916. Nr. 28. S. 877.

103. **Weygandt**, Ärztlicher Verein zu Hamburg vom 3. 7. 1917. Deutsche med. Wochenschr. 1917. Nr. 51. S. 1605.

104. **Wheeler**, Brit. med. journ. 1902. H. 2.

105. **Winterberg**, Diskussion zum Vortrag von Falta. Wiener klin. Wochenschrift. 1917. Nr. 45. S. 1439.

106. **Zondek**, Die gehäuft auftretende periodische Poly- und Pollakiurie. Berl. klin. Wochenschr. 1918. Nr. 21. S. 502.

107. **Kraus**, Vortrag in der außerordentlichen Sitzung der vereinigten ärztlichen Gesellschaften zu Berlin vom 18. 12. 1918. Ebenda. 1919. Nr. 1. S. 3.

108. **Löwy und Strauß**, Ergebnisse der Kriegserfahrungen für die Physiologie der Ernährung und für die Diätetik. Deutsche med. Wochenschr. 1919. Nr. 14 u. 15. S. 369 u. 397.

109. **Kestner**, Die Unterernährung unserer Großstadtbevölkerung. Ebenda. 1919. Nr. 9. S. 235.

110. **Weiser**, Über paradoxe Digitaliswirkung. Med. Klinik. 1919. Nr. 16. S. 380.

111. **Flesch**, Ödemkachexie. Klin.-therapeut. Wochenschr. 1918. S. 125.

112. **Gigon, A.**, Einige neue Gesichtspunktc über Aetiologie und Behandlung von Stoffwechselkrankheiten. Korrespondenzbl. f. Schweizer Ärzte. 1919. Nr. 41. S. 1536.

113. **Moritz**, Beobachtungen an Ödemkranken. Sitzung der wissenschaftlichen Gesellschaft an der Kölner Akademie für praktische Medizin. 14. Mai 1919. Refer. Münch. med. Wochenschr. 1919. Nr. 30. S. 852.

114. **Grabley**, Die Demineralisation der Nahrung als Ursache zurzeit endemisch auftretender Wachstumsstörungen und Stoffwechselkrankheiten. Deutsche med. Wochenschr. 1919. Nr. 45. S. 1238.

115. **v. Hoesslin, H.**, Klinische Eigentümlichkeiten und Ernährung bei schwerer Inanition. Arch. f. Hyg. Bd. 88. H. 4.

116. **Schmidt, Ad.**, Unterernährung. Magerkeit und krankhafte Abmagerung. Deutsche med. Wochenschr. 1917. Nr. 14.

117. **Lewy**, Zur Ödemkrankheit in den Gefangenenlagern. Inaug.-Diss. Rostock. Münch. med. Wochenschr. 1919. Nr. 35. S. 993.

118. **Rosenthal**, Über Cholesterinverarmung der menschlichen roten Blutkörperchen unter dem Einfluß der Kriegsernährung. Deutsche med. Wochenschr. 1919. Nr. 21. S. 571.

119. **Rosenthal und Patrzek**, Über Cholesterinverarmung des Blutes uuter dem Einfluß der Kriegsernährung. Berl. klin. Wochenschr. 1919. Nr. 34. S. 793.

120. **Zondek, H.**, Untersuchungen über die Arbeit der kranken Niere. Zeitschr. f. klin. Med. 1919. Bd. 87. H. 5 u. 6.

121. **Mathias**, Zur Pathologie der Ödemerkrankungen. Vortrag in der medizinischen Sektion der schlesischen Gesellschaft für vaterländische Kultur. 21. III. 1919, Breslau. Refer. Berl. klin Wochenschr. 1919. Nr. 32. S. 767.

122. **Derselbe**, Zum gleichen Thema in der medizinischen Sektion der schlesischen Gesellschaft für vaterländische Kultur zu Breslau. Sitzung vom 28. III. 1919. Refer. Berl. klin. Wochenschr. 1919. Nr. 33. S. 788.

123. **Derselbe**, Veränderungen in den autochthonen Pigmenten bei Inanitionszuständen. Deutsche med. Wochenschr. 1919. Nr. 27.

124. **Bauer, Julius, u. Aschner**, Ueber die Durchlässigkeit der Gefässe. Wiener klin. Wochenschr. 1919. Nr. 50. S. 1204.

125. **Bauer, Jul.**, Eine „Abart" der Ödemkrankheit. Mitteilung als Diskussionsbemerkung in der Wiener Gesellschaft für innere Medizin und Kinderheilkunde (10. Mai 1917). Mitteil. d. Gesellsch. 1917. S. 26.

126. **Braunschweig**, Kurze Mitteilungen über die epidemische Hemeralopie im Felde. Münch. med. Wochenschr. 1915. Nr. 9. Feldärztliche Beilage. Nr. 9.

127. **Beit**, Ueber Nachtblindheit im Felde. Münch. med. Wochenschr. 1915. Nr. 33. S. 1121.

128. **Beuttenmüller**, Ueber Nachtblindheit im Felde. Bemerkungen zur Arbeit von **Beit**. Ebenda. 1915. Nr. 35. S. 1207.

129. **Paul**, Beobachtungen über Nachtblindheit im Felde. Ebenda. 1915. Nr. 45. S. 1548.

130. **Wietfeldt**, Avitaminose als Ursache der Nachtblindheit im Felde. Ebenda. 1915. Nr. 50. S. 1743.

131. **Augstein**, Kriegserfahrungen über Hemeralopie und Augenhintergrund. Klin. Monatsbl. f. Augenheilk. 1915. Bd. 55. S. 474.

132. Labbé und Marcorelles, Große Ödeme mit Chlorretention ohne Nephritis. Presse méd. 1918. Refer. Korrespondenzbl. f. Schweizer Ärzte. 1919. Nr. 4. S. 122.

133. Aron, H., Der Stoffverlust des Säuglings im Hunger. Jahrb. f. Kinderheilk. 1917. Bd. 86. H. 2.

134. Baginski, A., Zur Therapie des Hydrops im kindlichen Alter. Arch. f. Kinderheilk. 1916. Bd. 66. H. 1/2.

135. Cassel, Nephritis ohne Albuminurie bei jungen Kindern. Berl. klin. Wochenschr. 1900. S. 213.

136. Göppert, Sitzung der Göttinger med. Gesellschaft. Refer. Deutsche med. Wochenschr. 1918. S. 925.

137. Meyer, L. F., Zur Kenntnis des idiopathischen Ödems des Säuglings. Ebenda. 1905. Nr. 37. S. 1464.

138. Derselbe, Idiopathische Ödeme im Säuglingsalter. Ergebn. d. inn. Med. u. Kinderheilk. 1919. Bd. XVII. S. 562.

139. Peiser, J., Zur Pathologie der Ödeme im Säuglingsalter. Monatsschr. f. Kinderheilk. 1906. Nr. 6. S. 265.

140. Stöltzner, Über ausgebreiteten Hydrops ohne Albuminurie im Kindesalter. Med. Klin. 1905. Nr. 19. S. 457.

141. Wiedemann, Zur Kenntnis des Vorkommens der sogenannten einfachen Wassersucht. Inaug.-Diss. Kiel 1896.

142. Schittenhelm und Schlecht, Über die Ödemkrankheit. Zeitschr. f. experim. Med. 1919.

Wichtige größere Werke über Ödem, Ödempathogenese und verwandte Fragen, in denen die gesamte weitere Literatur einzusehen ist.

1. Bartels, Handbuch der Krankheiten des Harnapparates. Ziemssens Handb. 1875. Bd. 19.

2. Boruttau, Über Vitamine und akzessorische Nährstoffe. Deutsche med. Wochenschr. 1915. Nr. 41. S. 1208.

3. Cohnheim und Lichtheim, Über Hydrämie und hydrämische Ödeme. Virchows Arch. 1877. Bd. 69. S. 106.

4. Eppinger, Zur Pathologie und Therapie des menschlichen Ödems. 1917. Verlag Springer.

5. Derselbe und Steiner, Zur Ödemfrage. Wiener klin. Wochenschr. 1917. Nr. 2 und 3.

6. Fischer, Das Ödem. Autorisierte deutsche Ausgabe von U. Schour und W. v. Ostwald. Dresden 1912.

7. Funk, Diät und diätetische Behandlung vom Standpunkt der Vitaminlehre. Münch. med. Wochenschr. 1913. Nr. 47. S. 2614.

8. Derselbe, Vitamine. Wiesbaden 1914, Verlag Bergmann.

9. Georgopulos, Experimentelle Beiträge zur Frage der Nierenwassersucht. Zeitschr. f. klin. Med. 1906. Bd. 60. S. 411.

10. Hess, Über das Brigthsche Ödem. Ebenda. 1916. Bd. 82. S. 145.

11. Magnus, Über die Entstehung der Hautödeme bei experimenteller hydrämischer Plethora. Arch. f. experim. Pathol. u. Pharmakol. 1899. Bd. 42. S. 250.

12. Derselbe, Über die Veränderung der Blutzusammensetzung nach Kochsalzinfusion und ihre Beziehung zur Diurese. Ebenda. 1900. Bd. 44. S. 68.

13. **Derselbe**, Über Diurese. 2. Mitteilung: Vergl. d. diuret. Wirksamkeit isotonischer Salzlösungen. Ebenda. 1900. Bd. 44. S. 396.

14. **Pirquet**, System der Ernährung. 1917. Verlag Springer.

15. **Richter**, Experimentelles über die Nierenwassersucht. Berl. klin. Wochenschr. 1905. Nr. 14. S. 384.

16. **Derselbe**, Die Nierenwassersucht. Deutsche med. Wochenschr. 1910. Nr. 38. S. 1737.

17. **Roehmann**, Über künstliche Ernährung und Vitamine. Biochemie in Einzeldarstellungen. Berlin 1916, Gebr. Bornträger.

18. **Schaumann**, Die Ätiologie der Beriberi unter Berücksichtigung des gesamten Phosphorstoffwechsels. Arch. f. Schiffs- u. Tropenhyg. 1910. H. 8.

19. **Derselbe**, Die Aetiologie der Beriberi II. Beiheft 6 zum Bd. 18 des Arch. f. Schiffs- u. Tropenhygiene. 1914.

20. **Derselbe**, Neuere Ergebnisse der Beriberiforschung. Arch. f. Schiffs- u. Tropenhygiene. 1915. Bd. 19.

21. **Senator**, Über Wassersucht bei Nierenkrankheiten. Berl. klin. Wochenschr. 1895. Nr. 8. S. 165.

22. **Derselbe**, Die Erkrankungen der Niere. Nothnagel: Spez. Pathol. u. Ther. Bd. XIX. S. 1.

23. **Starling**, On the physiological factors involved in the causation of dropsy. The Lancet. 1898. Vol. I. p. 1207.

24. **Stepp**, Einseitige Ernährung und ihre Bedeutung für die Pathologie. Ergebn. d. inn. Med. u. Kinderheilk. Bd. 15. S. 257.

25. **Derselbe**, Die lipoidfreie Ernährung und ihre Beziehungen zu Beriberi und Skorbut. Deutsche med. Wochenschr. 1914. Nr. 18. S. 892.

26. **Strauß**, Die Chlorentziehungskur bei Nieren- und Herzwassersucht. Kongr. f. inn. Med. 1909. S. 91.

27. **Derselbe**, Die Nephritiden. Berlin und Wien 1918, Verlag Urban und Schwarzenberg.

28. **Volhard**, Die doppelseitigen hämatogenen Nierenerkrankungen (Brightsche Krankheit). Handb. d. inn. Med. von Mohr-Staehelin. Bd. III. 2. Teil. S. 1149 ff.

29. **Widal**, Die diätetische Behandlung der Nierenentzündungen. Ergebn. d. inn. Med. u. Kinderheilk. 1909. Bd. 4. S. 523.

30. **v. Wyss**, Über Ödeme durch Natrium bicarbonicum. Deutsches Arch. f. klin. Med. 1913. Bd. 111. S. 93.

31. **Landerer**, Die Gewebsspannung in ihrem Einfluß auf die örtliche Blut- und Lymphbewegung. Leipzig 1884.

32. **Klemensiewicz**, Die Pathologie der Lymphströmung. Handb. d. allgem. Pathol. von Krehl und Marchand. 1912. Bd. II. Abt. 1. S. 341.

33. **Heidenhain**, Versuche und Fragen zur Lehre von der Lymphbildung. Pflügers Arch. 1891. Bd. 49. S. 209.

34. **Starling**, The fluids of the body. London 1909.

35. **Hammerschlag**, Über Hydrämie. Zeitschr. f. klin. Med. 1892. Bd. 21. S. 475.

36. **v. Koranyi**, Physiologische und klinische Untersuchungen über den osmotischen Druck tierischer Flüssigkeiten. Zeitschr. f. klin. Med. 1897. Bd. 33. S. 1, und 1898. Bd. 34. S. 1.

37. **Lazarus Barlow**, The pathology of oedema. Brit. med. Journ. Vol. I. p. 631 u. 691.

38. Jochmann, Über den Kochsalz- und Wasserstoffwechsel bei Nierenkranken. Med. Klin. 1906. Nr. 1 u. 2.
39. Magnus-Levy, Der Mineralstoffwechsel in der klinischen Pathologie. Deutsches Arch. f. klin. Med. 1907. Bd. 90. S. 1.
40. Heinecke und Meyerstein, Experimentelle Untersuchungen über den Hydrops bei Nierenkrankheiten. Ebenda. Bd. 90. S. 101.
41. Schloß, Die Bedeutung der Mineralsalze in der Pathogenese und Therapie der Ödeme. Deutsche med. Wochenschr. 1910. Nr. 22. S. 1027.
42. Müller, Bezeichnung und Begriffsbestimmung auf dem Gebiet der Nierenkrankheiten. Veröffentl. a. d. Geb. d. Militärsanitätsw. Berlin 1917, A. Hirschwald.
43. Munk, Pathologie und Klinik der Nephrosen, Nephritiden und Schrumpfnieren. Berlin und Wien 1918, Urban und Schwarzenberg.